HARALD FALCK-YTTER

RAPHAELS CHRISTOLOGIE

Die Fresken ‹Disputa del Sacramento› und ‹Schule von Athen›

VERLAG FREIES GEISTESLEBEN

Den Priestern der Christengemeinschaft
in Verbundenheit zugeeignet

CIP-Kurztitelaufnahme der Deutschen Bibliothek

Falck-Ytter, Harald:
Raphaels Christologie: ‹Disputa› und ‹Schule von Athen› / Harald Falck-Ytter. –
Stuttgart: Verlag Freies Geistesleben, 1983.
ISBN 3-7725-0776-X

Satz und Druck: Greiserdruck, Rastatt
Bindearbeit: Spinner, Ottersweier

INHALT

VORWORT

Vor 500 Jahren, 1483, wurde Raphael von Urbino geboren. Bis heute bewegt die «Weltmacht Raphael» (Herman Grimm) die Seelen und Gemüter der Menschen. Die ‹Sixtinische Madonna› wurde das am meisten und am weitesten verbreitete Bild. Die abgebildete Frauengestalt mit dem Kind wurde zum Urbild menschlicher Schönheit. Die vielfältigen Bild-Erfahrungen verblieben aber vor allem im Bereich des gefühlsgetragenen Seelenerlebens. Auch den großen Fresken Raphaels gegenüber ist dieses Schönheitserlebnis ein tragender Seelengrund. Doch reicht er nicht aus, um dem Geist dieser umfassenden Darstellungen gerecht zu werden. Das zeigen die offenen Fragen, die Mißverständnisse und vor allem die Verschüttungen und Verdunklungen wesentlicher Inhalte der Fresken.
Raphael hatte – in der Erfüllung seines Auftrages – tiefgehende geistige Vorgänge darzustellen: das Wesen des Altarsakramentes (‹Disputa del Sacramento›) und das Wesen des Denkens (‹Schule von Athen›). Selber schrieb er auf das Blatt einer Skizze zur ‹Disputa› (abgebildet auf Seite 29) von den Anstrengungen, die seine darniederliegenden Gedanken weckten: «Ihr harten Mühen (Proben) und ihr gepriesenen Kümmernisse (eifrigen Bemühungen), / weckt das Denken, das untätig liegt, / zeigt ihm jene hohe Sonne, die bewirkt / den Aufstieg von den niederen zu den höchsten Stufen (Sitzen).» Geht der Mensch mit einer fragenden Haltung an diese Fresken heran, entstehen Rätsel. Die Individualität Raphaels ist der große Rätsel-Bildner, der den geheimnisvollen und oft in Widersprüchen sich offenbarenden Weltengeist in die Rätsel-Bilder des irdischen Daseins zu kleiden vermag. Diese Individualität schafft gewissermaßen ‹parallel› zur schöpferischen, höheren Wirklichkeit der Natur. Der deutsche Dramatiker Friedrich Hebbel sah diesen überindividuellen geist-schöpferischen Vorgang bei Raphael. Im Anblick der ‹Sixtinischen Madonna› schrieb er: «Das hätt' ein Mensch gemacht? / Wir sind betrogen! / Das rührt nicht her von einer ird'schen Hand! / Das ist entstanden wie der Regenbogen, / Und auch, wie er, ein göttlich Unterpfand» (1851).
Durch neue Erkenntnismöglichkeiten im 20. Jahrhundert kann erkannt werden, inwiefern derselbe göttliche Geist die Farbenbrücke des Regenbogens und die Raphaelischen Bildgestaltungen hervorbringt. Fast ein halbes Jahrtausend verging, bis diese tieferen geistigen Konturen im Werke Raphaels anfangsweise erkennbar wurden. Diese Erkenntnis gelingt dort, wo die Erscheinungen der Natur und die Werke Raphaels vertieft angeschaut und im lebendigen Denken ergriffen werden. Sie geht über das unmittelbare seelische Erleben hinaus. Sie führt zu einem Erwachen des Bewußtseins gegenüber dem Geist, der in der Natur und im Werk Raphaels waltet. Es öffnet sich dann der Raum für ein geistiges Schönheits- und Kunsterleben, das sich in lebendiger und leuchtender Erkenntnisform organisch aus den Erfahrungen der Seele und des Gemütes herausentwik-

kelt. – Raphael nahm wahr und wirkte in einer Sphäre, wo ohne intellektuelle Programmatik Bilder entstehen, in denen unmittelbar der Weltensinn zur Erscheinung kommt. Diese Sphäre ist die eigentliche Welt des Künstlerischen. Sie sachgemäß im Sinne der im Kunstwerk selbst offenbaren Gestalten nachschaffend zu betreten ist schwer. Der gefallene Menschengedanke in Gestalt des Intellektualismus trübt die Wahrnehmungsfähigkeit und stört den tieferen, dem künstlerischen Schaffen gewachsenen Gedankenverlauf. Um diese Hindernisse aus dem Weg zu räumen, muß der Betrachter die bewußte Wahrnehmung mit dem folgerichtigen Denken verbinden. Er muß Schritt für Schritt anschauend das entwickeln, was Raphael intuitiv im Inneren ergreifen konnte.

Der Text soll das vertiefte Aufnehmen der Bilder begleiten und das malerisch Dargestellte erweitert zum Bewußtsein bringen. Für sich selber hat die Bildbeschreibung nur eine begrenzte Bedeutung und strebt an, nicht über den Bildzusammenhang hinauszugehen. Hierbei entsteht nicht ein Buch im üblichen Sinne. So wird an einem Bilde wie der ‹Disputa del Sacramento›, das dem heutigen Menschen dem Stil nach recht fern steht, zunächst übend die *geistbiographische* Darstellungsart Raphaels verfolgt. Ein solcher Übungsweg ist nicht für jeden Menschen fesselnd. Doch wird sich dem aufmerksamen Betrachter eine Fülle von nicht erwähnten ikonographischen Bezügen ergeben und eine ikonologische Sprache Raphaels enthüllen, die in schwer beschreibbare Tiefen hineinführt. Auf diesem Wege erweisen sich die Fresken als ein Panorama von *geistesgeschichtlich-symptomatologischen Zusammenhängen,* deren Umrisse im Begleittext nur angedeutet werden können. Im fortschreitend-übenden Betrachten und Lesen wird eine Antwort auf die viele Menschen bewegende Frage entstehen: Sind Raphaels Personendarstellungen in der Erfüllung des Bildthemas bis zur irdischen, biographisch-historischen Ebene vorgedrungen oder verbleiben sie in der Sphäre des umfassend Schönen, aber Allgemeinen?

Die versuchte Antwort erfordert schließlich klare Aussagen und nicht nur unverbindliche Möglichkeiten; denn gerade diese Fragestellung hat eine größere Anzahl von Menschen jetzt über 470 Jahre bewegt. Die erreichten Identifikationen werden sich aber – gerade im *ikonographischen Kontext* der betrachteten Werke – zugleich so erweitern können, daß die genannten Individualitäten nicht nur historisch, sondern als Träger übergeordneter und fortwirkender Geistesströmungen erscheinen, die höhere Zusammenhänge und weitere Bezüge, ja selbst Ausblicke in die Zukunft eröffnen können.

Raphael hat seine malerische Darstellung so gegeben, daß es jedem Menschen freibleibt, im Bereich des seelischen Schönheitserlebens zu verweilen. Doch die eigentliche Meisterschaft seines Maler-Genius enthüllt sich erst, wenn auf den individuellen Geistgrund geblickt wird, der sich in den Tiefen des seelisch Erlebten offenbart. Diese Offenbarung muß jedoch wahrnehmend und denkend erarbeitet werden, sie kann nicht in einem fixierten Buch festgelegt werden. So wollen die vorliegenden Betrachtungen – bei aller Entschiedenheit und Konsequenz der Deutung – doch das künstlerische, sich ständig weiterentwickelnde Erleben der Raphaelischen Imagination bewußt offenhalten. Zu diesem Zwecke dienen die herausnehmbaren Falttafeln über beide Fresken – parallel zur Lektüre – dem ‹ikonographischen Lesen›.

DAS WESEN DER BILDGESTALT

Das Wesen des gezeichneten oder gemalten Bildes ist statischer Art; es fehlt das zeitliche Element der Bewegung. Das sogenannte Stilleben in der bildenden Kunst zeigt diesen ruhenden und statischen Ausdruck. Er bildet den Raum ab, den wir zunächst nur in abgeschlossener, architektonisch-statischer Form wahrnehmen. Selbst wo intensive Bewegungsvorgänge abgebildet werden, wie etwa eine Kampfszene, kann die bildhafte Darstellung nur ein geronnenes Augenblicksbild wiedergeben; es verfällt wiederum leicht den Gesetzen der Statik. Der Ausdruck des ruhenden Raumes kann im dargestellten Bild nur überwunden werden durch das Hervorbringen und Darstellen einer inneren Bewegung; diese wird von elementarischer, seelischer oder geistiger Art sein. Die elementarische Bewegung kann durch die verschiedenen dynamischen Verhältnisse der Farben zueinander hergestellt werden; diese führen anfangsweise in ein seelisches Erleben hinein. Die eigentliche seelische Bewegung entsteht in der Art, wie Beziehungen zwischen Tieren und Menschen und Menschen untereinander malerisch erfaßt werden. Diese beiden Bereiche können weiter miteinander oder im Verhältnis zu anderen Reichen der Natur oder des Geistes dargestellt werden. Schließlich kann die geistige Bewegung selbst dort entstehen, wo die verschiedenartigsten geistigen Impulse außerhalb und innerhalb des Menschen künstlerisch zum Ausdruck kommen. Solche geistigen Bewegungsvorgänge hat Raphael in den Bildwerken seiner Fresken zur höchsten Entfaltung geführt. In diesen kann erkannt werden, wie das Element der inneren Bewegung, des eigentlichen künstlerischen Prozesses, zunächst im Verborgenen wirkt und das wesentliche Element der Bedeutsamkeit ausmacht. – Es besteht keine Notwendigkeit, im Kunstwerk dieses Element direkt aufzuzeigen. Auch Raphaels Fresken sprechen vollständig für sich in ihrer überragenden Schönheit. Doch verliert sich diese Schönheit nicht, wenn das Wesen des geistigen Bewegungsvorganges voll ins Bewußtsein tritt. Diese Schönheit erweitert sich dann ins Geistige.

Die Frage nach den mit dieser tieferen Bewegung verbundenen Inhalten der Fresken war seit Raphaels Zeit vorhanden und ist immer wieder neu gestellt worden. Vor allem ist empfunden worden, daß das Rätsel des Raphael-Wesens sich erhellen würde, wenn die Frage nach dem verborgenen Inhalt dieser Werke beantwortet werden könnte. – Das echte Kunstwerk spricht für sich. So können alle Inhalte der beiden Fresken Raphaels – der ‹Disputa› und der ‹Schule von Athen› – an den Bildern selber abgelesen und aus diesen hervorgeholt werden. Was im folgenden dargestellt wird, ist in dieser Art entstanden. Dabei war eine beschreibende und geschichtlich-symptomatologisch erweiterte Phänomenologie entscheidend. Phänomene der Gewandungen, der Farben, der Beziehungen der Gestalten im Bildraum und zueinander und schließlich der Ausdruck von Haltung, Gestik und Bewegung lassen zunächst Seelenbilder entstehen, die wesenhaft inhaltsvoll sind, doch noch ohne äußere Bezüge. Auf diesem Wege bilden sich in sich geschlossene Empfindungszusammenhänge. Ihr spiritueller Gehalt erschließt sich dem Betrachter, wenn die ikonologische Sprache der Werke inspirativ-folgerichtig eine Korrespondenz zu geistesgeschichtlichen oder historischen Tatsachen anregt. Dadurch entstehen künstlerische Imaginationen, die auch Inhalte äußerer historischer Wirklichkeit in sich aufnehmen. Raphaels besondere künstlerisch-spirituelle Darstellungsart ermöglicht diesen Weg. Dieser kann in der folgenden Beschreibung bei weitem nicht vollständig wiedergegeben werden; nur wesentliche Ausschnitte, gewissermaßen Schnittpunkte der vielfältigen Bezüge, werden beschrieben. Die zu den Fresken gehörigen biographischen und anderen Inhalte sind nur in dem Maße in der folgenden Darstellung aufgenommen, als es die Bilderscheinung selber zum vollen Verständnis erfordert.

Bedeutende Geister haben die Fresken beschrieben und versucht, in ihre Inhalte einzudringen. Der Italiener Giorgio Vasari (1511–1574) gab erste Hinweise, Johann Wolfgang von Goethe (1749–1832) beschrieb in seiner Farbenlehre die Mittelgestalten der ‹Schule von Athen›, und der Kunsthistoriker Herman Grimm (1828–1901) trug Ideen bei zum Verständnis desselben Freskos. Auch Rudolf Steiner (1861–1925) hat sich mit dem Wesen dieser Bilder beschäftigt. Für seine selbstbiographische Darstellung, die später mit dem Titel ‹Mein Lebensgang› erschien, schrieb er nur wenige Wochen vor seinem Tode die folgenden Sätze (Kap. 37): «Das Stehen vor dem ‹Abendmahl› des Leonardo in Mailand, vor den Schöpfungen Raffaels und Michelangelos in Rom und die im Anschluß an diese Betrachtungen mit Marie von Sivers geführten Gespräche müssen, wie ich glaube, gerade dann gegenüber der Schicksalsfügung dankbar empfunden werden, wenn sie erst im reiferen Alter zum ersten Male vor die Seele treten. – Doch ich müßte ein Buch von einem nicht geringen Umfange schreiben, wenn ich auch nur kurz schildern wollte, was ich in der angedeuteten Art erlebte. – Man sieht ja, wenn die geistige Anschauung dahinter steht, so tief in die Geheimnisse der Menschheitsentwickelung hinein durch den Blick, der sich in die ‹Schule von Athen› oder in die ‹Disputa› betrachtend verliert.»

Die Aufgabe, die Raphael in Rom auferlegt war, hatte übermenschliche Dimensionen: Raphael sollte zentrale Inhalte des abendländischen Geisteslebens, die Geschichte der Theologie, Philosophie, Poesie und das Wesen der Gerechtigkeit zeitübergreifend zur malerischen Darstellung bringen. Allein in den beiden hier in Betracht kommenden Werken ‹Disputa del Sacramento› (Disput über das Altarsakrament) und ‹Schule von Athen› sind über hundert Menschengestalten wiedergegeben. Eine jede ist aus der Wesenserfassung einer Geistesströmung oder einer Individualität heraus gebildet. Sie alle dienen der Darstellung der Theologie in der ‹Disputa› oder der Philosophie in der ‹Schule von Athen›. In dieser Reihenfolge wurden die Werke vollendet in der Zeit von 1509 bis spätestens 1512; Raphael war da 26 bis 29 Jahre alt.

Die beiden Fresken – sie sind ungefähr acht Meter breit – entstanden in einem Raum des zweiten Stockwerkes im damaligen Vatikanischen Palast. Papst Julius II. hatte diesen Raum zusammen mit drei anderen zu seiner Wohnung bestimmt. Er wollte nicht in den bisherigen, ein Stockwerk tiefer gelegenen, Gemächern der

Päpste wohnen. Denn hier hatte unmittelbar vorher sein Vorgänger, Alexander der VI. (Borgia), seine Wohnung, dessen Ungeist sich für Julius noch in diesen unteren Zimmern aufzuhalten schien. So zog er hinauf und beauftragte Raphael mit der erneuten Ausmalung dieser Räume. Viele bedeutende Maler hatten schon, angefangen im 15. Jahrhundert, diese Gemächer ausgeschmückt. Die letzten dieser Ausmalungen (unter anderem von Sodoma) wurden für Raphael beseitigt, wonach er seinen Auftrag mit den hier zu beschreibenden Fresken beginnen konnte. Zunächst sollte dieser Raum die Bibliothek des Julius aufnehmen. Bald wurden aber hier die Unterschriften für die verschiedenen eingereichten Gesuche und Akten geleistet. So entstand der Name ‹Camera della Segnatura›. Dieser Raum und die anschließenden Räume, die auch von Raphael oder seinen Schülern ausgemalt wurden, erhielten später den Namen: die ‹Stanzen Raphaels›. Das Wort ‹Stanze› ist lateinisch-italienischen Ursprungs und bedeutet eigentlich ‹Wohnraum›, wurde dann zum ‹Wohnraum poetischer Gedanken› und gleichzeitig zur italienisch-poetischen Strophenform. In dieser ‹Camera della Segnatura› stehen ‹Disputa› und ‹Schule von Athen› einander gegenüber; so wie im Laufe der christlichen Geistesgeschichte *Theologie* und *Philosophie* einander gegenübergestanden und sich gegenseitig durchdrungen und ergänzt haben. In der Antike ging die erste Philosophie aus der mythischen Theogonie (Götterentstehung) hervor. Die so entstandene griechische Philosophie wurde wiederum durch Paulus in christliche Theologie verwandelt. So schließt sich immer wieder Theologie und Philosophie zusammen. In diesem Sinne hat auch Raphael seine beiden Hauptstanzen gegenübergestellt. – Zusammen mit dem ‹Parnaß›, der Darstellung der Poesie, sind diese Fresken ein einzigartiges Zeugnis des abendländischen Geisteslebens und eines überkonfessionellen Christentums.

DISPUTA DEL SACRAMENTO

Obere Ebene

Die Menschen- und Engelsgestalten der ‹Disputa› bevölkern die Sphären des Himmels und die irdische Welt. Engel schweben auf der Grenze zur obersten Himmel-Sphäre; Wolken grenzen diesen Teil ab von dem darunterliegenden. Der segnende VATER-GOTT erscheint in dieser obersten Sphäre; in seiner linken Hand trägt er den Sternenglobus. Der auf dem Bilde sichtbare Teil der Vater-Sphäre führt zu einem Mittelpunkt, der außerhalb und oberhalb der Bilddarstellung liegt. Auf jeder Seite der Vatergott-Gestalt dringen goldene Strahlenbahnen aus dem unsichtbaren Mittelpunkt hinunter zur unteren Wolkengrenze. Hineinverwoben in das Gold der Strahlen und in das ballende Weiß der Wolken sind unzählige Kinderengel-Gestalten und -Köpfe. Diese Engelwesen weben in der Welt der Ungeborenen, in der Sphäre der geistigen Präexistenz; sie werden getragen und sind geborgen in der Vaterwelt.

In diese Welt fügt sich die Sphäre des SOHNES-GOTTES ein. Der Auferstandene erscheint auf dem Hintergrund einer viel kleineren, auch von goldenen Strahlen durchsetzten Sonnensphäre; ein Teil dieser Sphäre ragt nach oben in die Vaterwelt. Die Grenze der Christus-Sphäre ist ein bandartiger, blauer Himmelszwischenraum mit fünf geflügelten Engelsköpfen innerhalb der oberen Rundung des Grenzbandes. Als Ergänzung und Fortsetzung dieser Engelsköpfe auf beiden Seiten erscheinen die Häupter der Gottesmutter und Johannes des Täufers. Sie bilden annähernd den ersten und siebenten Kopf der Engelreihe. Maria und Johannes sitzen so vor dem Grenzband, daß sie sich teilweise innerhalb und teilweise außerhalb befinden. Die Gottesmutter schaut auf den Auferstandenen, der Täufer zeigt auf ihn, schaut dabei aber hinaus in die Welt.

Unterhalb dieser Sphäre des Auferstandenen ist eine kleine Sonnenscheibe dargestellt mit einer weißen Taube davor. Zu beiden Seiten halten bewegte Puttenengel die vier Evangelien in Buchgestalt. Es ist das Gebiet des HEILIGEN GEISTES; von hier strahlt Gold hinunter auf die Monstranz des Altares. Diese Sphäre des Geistes erscheint vor einer umfassenden, dichten Wolkengrenze und trennt die himmlischen Sphären von der irdischen Welt. Auch diese Wolken sind von Kinderengel-Gestalten durchsetzt. Gleichzeitig sind sie die Abgrenzung einer umfassenden oberen Welt, in der die Heiligen und Seligen, die Märtyrer und Patriarchen ihr übersinnliches Dasein haben. Es ist die ausgebreitete übersinnlich-seelische Welt, die sich um die Mitte der erhöhten Christus-Sphäre rundet.

Die Menschenwesen, die ihr Dasein in dieser mittleren übersinnlichen Welt haben, bringen verschiedenartige Beziehungen zueinander und zu den verschiedenen Welten zur Erscheinung. Diese Beziehungen werden vor allem sichtbar durch Haltung, Gebärde und Bewegung. Auch die Farben der Gewandungen enthüllen wesentliche Zusammenhänge. – Die *Haltung* des Menschen weist auf sein

Verhältnis zu seinem physischen Leibe. Jeder Mensch hat eine Grundhaltung, die nur er als individueller Mensch hat. Er kann seine Haltung nur sehr schwer verändern. Auch sein Charakter entspringt diesem Verhältnis zu seinem physischen Sein. In diesem Sein ist der Wille verwurzelt. Die Seelenhaltung des Menschen enthüllt zugleich seine Willensstruktur. Nur der Einschlag kräftiger, religiöser Impulse vermag diese tiefere Struktur des Menschen zu verändern. – Die *Gebärden* des Menschen sind eine Art Sprache. Sie werden daher vielfach verwendet, wenn der Mensch spricht. In ihrer ausgebreiteten Vielfalt zeigen sich die mannigfaltigen Seelenregungen des Mencheninneren. Die Seele ist nicht in sich abgeschlossen, wie es weitgehend der Leib des Menschen ist. Umwelt und Innenwelt durchströmen im Seelischen einander. Die Gebärden enthüllen die Beziehung zu diesem Seelischen. Sie sind Ausdruck der Verbindung und Trennung. – Aus Haltung und Gebärde geht die eigentliche *Bewegung* hervor. Sie verfolgt ein inneres oder äußeres Ziel. Das Ziel kann aus den Trieben des Menschen hervorgehen. Obwohl diese leibgebunden sind, kann in ihnen der Geist walten. Ist das Ziel ein frei gewähltes Ideal, erzeugt dieses einen inneren Bewegungsvorgang, der sich dann in eine äußere Bewegung fortsetzen kann, die das Geistige, das im Zielideal liegt, offenbart. Nur durch diese Art der Bewegung wächst der Mensch über das Eigenseelische hinaus; das Geistige kann in ihn einziehen und er kann sich damit verbinden. – Bewegung ist Ausdruck des Geistes, wie dieser auch immer geartet ist.

Auf dem großen Bogen der abgrenzenden und tragenden Wolkendecke sitzt zur Linken des Betrachters der Apostel PETRUS. Er bildet den Anfang der Gestaltenrunde großer Geister, die diese übersinnliche Welt bewohnen. Des Petrus aufrechte Haltung strahlt Kraft aus. In seiner rechten Hand hält er Schlüssel, die Linke umgreift ein Buch. Petrus schaut auf die wenig bekleidete Gestalt, die neben ihm mit übergeschlagenen Beinen sitzt. Diese blickt zurück auf den Apostel. Das Bild dieser gewandlosen Gestalt führt zum ersten Menschen hin, der noch ohne Kleider in den Ursprungssphären des Paradieses wandelte. Es ist der Urmensch ADAM. Indem er den Blick des Petrus erwidert, entsteht eine Beziehung zwischen beiden Geistern. Welche ist diese? – Theologie ist Gottes-Erkenntnis. Seit der Zeitenwende ist Theologie eigentlich Christus-Erkenntnis. In diesem Sinne ist der erste Theologe Petrus. Als erster Mensch erkennt er den Christus und spricht es aus: «Du bist der Messias, der Sohn des lebendigen Gottes» (Matthäus-Evangelium 16, 16). Christus hatte Simon, dem Sohn des Jonas, einen neuen Namen gegeben: Der Fels – griechisch: Petrus. Auf dem Felsen des Petruswesens sollte die Ekklesia, die Gemeinde des Christus, begründet werden. Sie wird später zur Kirche. Christus verheißt Petrus die Schlüssel zum Himmelreich. – Raphael hat den Unterkörper seiner Petrusgestalt mit einem gelbbraunen Übergewand umkleidet; es fällt breit und schwer auf die hier fast waagrecht geschnittene Wolkenoberfläche und schließt sich dieser fest an. Im gelbbraunen Farbton kommt das sonnendurchleuchtete Irdische zum Ausdruck; im sichtbaren Blau des oberen Teiles seines Untergewandes der Himmelsursprung seiner aufkommenden Gedanken. – Der Apostel Petrus stand unter einer Inspiration, als ihn die Christus-Erkenntnis durchdrang. Nach den Worten des Christus war sie eine Offenbarung des Vater-Gottes. Die Willensnatur des Petrus

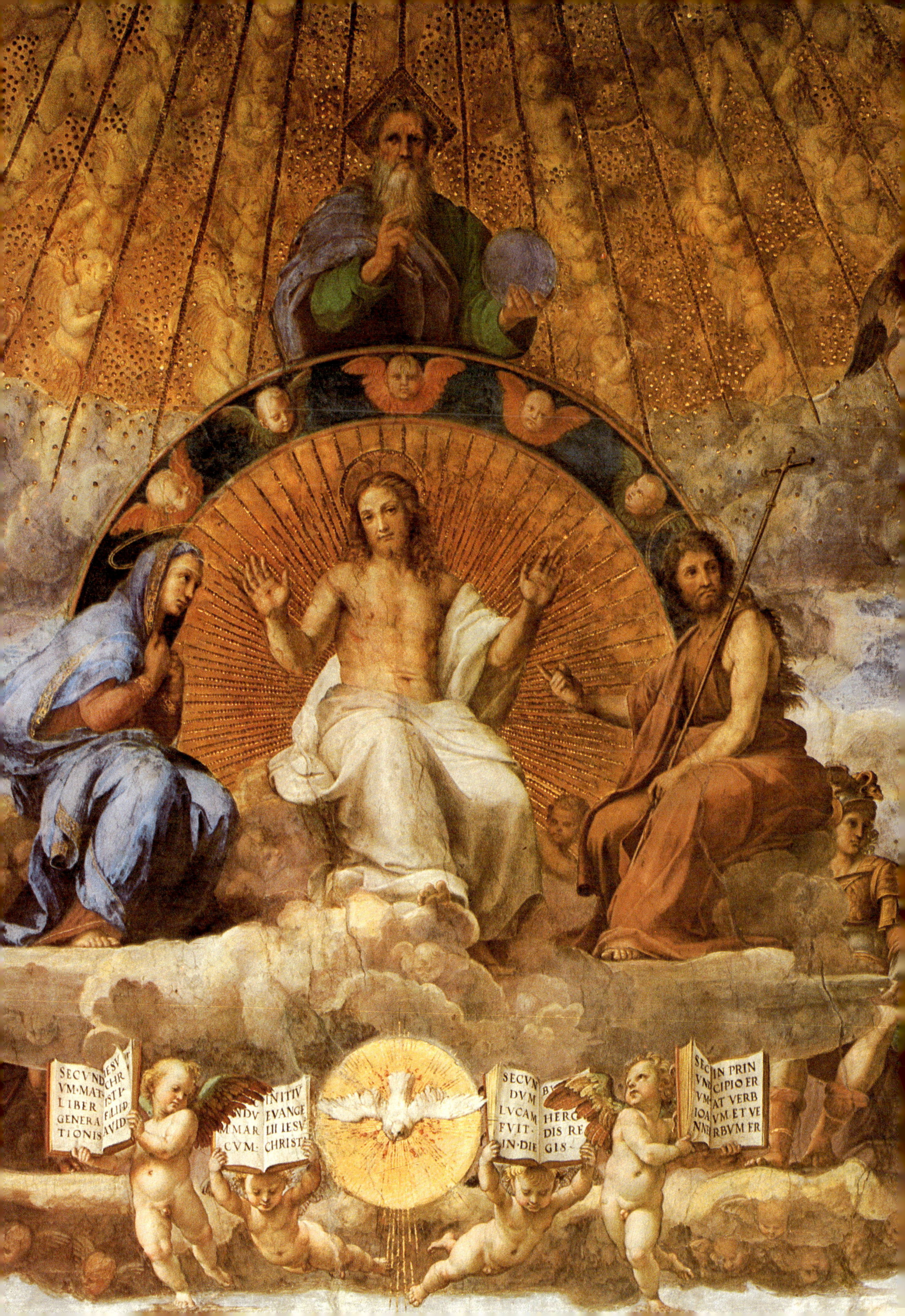
SECVND VM·MAT LIBER GENERA TIONIS
IESV CHR ISTI FILII D AVID
NDV MMAR CVM·
INITIV EVANGE LII IESV CHRIST
SECVN DVM LVCAM FVIT· IN·DIE
HERO DIS RE GIS·
IN PRIN CIPIO ER AT VERB VM ET VE RBVM ER

brachte sie hervor. Sein Wille äußerte sich immer kräftig und unmittelbar: im Anblick der Christus-Erscheinung auf dem See Genezareth versucht er, auf dem Wasser zu wandeln; nach der Verklärung des Jesus auf dem Berge will er dort Hütten bauen; im Garten Gethsemane greift er zum Schwert bei der Gefangennahme Jesu. Die Natur des alten Adam mit ihren Ursprungskräften wirkt in Petrus. Und zugleich mit diesen die Inspirationen der alten Geistnatur, worin sich der Vater-Gott in Erkenntnissen offenbaren kann. – Auch in Adams Geistnatur wirkte die alte Inspirationskraft. In der Paradieseswelt führte Jahve-Elohim alle Tiere zu Adam, um zu sehen, wie dieser die verschiedenen Tierwesen benennen würde. Wie Adam sie bezeichnete, so war fortan ihr Name (Genesis 2, 19). In der Christus-Erkenntnis des Petrus beginnt die Verwandlung und damit die Erlösung des alten Adam. Darum kann Adam mit erwartender Gewißheit hinschauen auf die kommende Verwandlung des natürlichen Menschen in Petrus. Das Geistgespräch zwischen dem Apostelfürsten und dem ersten Menschen hat die inspirativen Grundlagen der Theologie zum Inhalt.

Neben Adam sitzt eine Gestalt, die ganz in sich gekehrt ist. Auf ihren Knien hält sie ein Buch und schreibt darin; ihr ganzes Wesen ist in das Schreiben vertieft. Es ist der Evangelist JOHANNES. Zur Einleitung seines Evangeliums zeichnet er auf, was von der Gewalt des Wortes ausgeht: Er beschreibt den Logos. Dieser Logos ist der schaffende Gott, der Menschengestalt angenommen hat. «Das Wort ist Fleisch geworden» lauten die Worte des Johannes. – Neben ihm schaut König DAVID (um 1000–970 v. Chr.) auf das Schreiben des Evangelisten. Unter der Königskrone trägt er noch den weinroten Hirtenhut; auf einem Knie hält er eine hölzerne Kastenleier. – Die Psalmen Davids sind Theologie in dichterischer Form; in der Wiedergabe des königlichen Dichters waren sie auch noch Musik. Wenn er dichtete: «Der Herr ist mein Hirte» (23. Psalm), hält er fest an der unsichtbaren göttlichen Führergestalt, trotz seines eigenen hohen Königstumes. – Von dieser Führergestalt schreibt Johannes. Der Evangelist ist Zeuge der Menschwerdung und kann dadurch die Ich-Führerkraft des Christus enthüllen. Ein Jahrtausend vorher inspirierte das Jahve-Wesen die Sprache, die Rhythmen und Klänge des großen Kunstwerkes der Psalmen Davids; nach dem Erdenleben des Christus enthüllt sich das schaffende Wort in den Rhythmen und in der musikdurchdrungenen Sprache des Johannes-Evangeliums. – Das grüne Untergewand des Johannes ist Ausdruck seiner Verbundenheit mit dem lebendig-organischen Teil der Natur, in der auch das Leben des Logos verborgen wirksam ist. Im Rot seines Obergewandes scheinen die verwandelten Blutskräfte des Johannes-Wesens in die Sichtbarkeit.

Neben dem König David sitzt eine Gestalt, die nach unten auf die beiden in Richtung des Altars Schreitenden zeigt. Sie enthüllt mit dieser Gebärde, daß, obwohl sie in der seelisch-geistigen Welt sich befindet, sie besonders verbunden ist mit der Welt der Lebenden. In dieser Gestalt erscheint der Märtyrer LAURENTIUS († um 258 n. Chr.); er lebte unter dem römischen Kaiser Valerian. Während der Herrschaft dieses Kaisers brachen ausgedehnte Christenverfolgungen in Rom aus. Zusammen mit dem Papst Sixtus II. wurde auch Laurentius gefangengenommen. Vor seiner Hinrichtung hatte der Papst seinem Diakon Laurentius aufgetragen, alle Besitztümer der Kirche an die Armen zu verteilen. Als Kaiser Valerian versuchte, diese Schätze selber an sich zu reißen, versprach Laurentius, ihm den Schatz der Kirche zu zeigen. Er rief zusammen die Armen, Kranken, Witwen und Waisen der Gemeinde und zeigte diese Versammlung dem Statthalter zu Rom mit den Worten: «Das wahre Gold, das ist das Licht des Himmels, dessen sich diese Armen erfreuen.» Und er bezeichnete diese Menschen als den eigentlichen Schatz der Kirche. Daraufhin wurde Laurentius gefangengesetzt und langsam auf einem Rost verbrannt. Die Überlieferung sprach von einer Gesinnungswende in Rom durch seinen Märtyrertod. Senatoren suchten das Christentum und bekehrten sich. – Das Leiden führt den Menschen tiefer in die Erdenwelt hinein. Dadurch verbindet sich das übersinnliche Wesen des Menschen so mit dem Irdischen, daß auch nach dem Tode diese Verbindung bleibt und besondere Wirkungen im Erdenbereich zeigt. Raphaels Darstellung von Laurentius bringt zur Anschauung, wie durch Märtyrerschicksale die Welt des Übersinnlichen tiefer verbunden wird mit der sinnlichen Welt.

Die Gestalt neben Laurentius ist zum größten Teil hinter Wolken verborgen; der Kopf ist im Profil zu sehen. Sie ähnelt einem forschenden Denker, der in die geistige Welt hineinschaut, um ihre Geheimnisse zu ergründen.

Auf der anderen Bildseite, Petrus gegenüber, sitzt eine Gestalt, die sich mit der rechten Hand auf ein langes Schwert stützt. In der Linken trägt sie ein Buch. Als einzige Gestalt der übersinnlichen Versammlung schaut sie in die Bildmitte auf den Auferstandenen. Der Apostel PAULUS blickt auch hier auf die Gestalt, die sich ihm bei Damaskus offenbarte. Als Geisteskämpfer wird er mit dem Schwert dargestellt. Im Brief an die Epheser beschreibt der Apostel die wahre Lage des Menschen: Der Mensch kämpft nicht gegen irdische Mächte von Fleisch und Blut, sondern gegen übersinnliche Mächte, Gewalten und Weltbeherrscher der Finsternis, also gegen geistige Widersacher. Paulus fordert auf: «. . . ergreifet das Schwert des Geistes, das ist das Wort Gottes» (Epheser 6, 17). Neben Paulus blickt ABRAHAM (ca. 2000 v. Chr.), der Patriarch, auf das Schwert in der Hand des Apostels. Er selber hält einen Dolch in seiner Rechten; mit der Linken umgreift er das Handgelenk seiner rechten Hand und verhindert damit den unmittelbaren Gebrauch des Dolches. – Abraham war in ergebenem Gehorsam bereit, seinen Sohn Isaak zu opfern. Diese Bereitschaft war das Höchste, was die göttliche Welt einem Menschen abverlangen konnte. Im Äußeren wurde das Opfer nicht gebracht, der Dolch wurde nicht gebraucht; die volle Bereitschaft Abrahams war das Wesentliche. In der damaligen Zeit sollte – im göttlichen Vorausblick – tief in die menschliche Seele eingeprägt werden, was es bedeutete, daß der Vater-Gott einstmals bereit sein würde, seinen Sohn zu opfern. In Abrahams Dasein ereignete sich eine Vorstufe des Christus-Opfers. Aus ihr floß dem Generationenstrom nach Abraham und Isaak die Kraft zur Vorbereitung der Inkarnation des kommenden Gottes im Menschleib zu.

Die folgende Gestalt ist ganz mit einem weißen Übergewand umkleidet. Mit dem linken Arm auf ein aufrechtstehendes, geschlossenes Buch gestützt, ist sie in sich im inneren Anschauen versunken. Im genauen Gegenüber zum Evangelisten Johannes könnte hier dessen Bruder Jacobus (der Ältere) erwartet werden, so hat es Leonardo dargestellt auf dem ‹Abendmahl› (allerdings unmittelbar neben dem Christus) in Übereinstimmung mit der offengebliebenen, aber nicht von Christus zurückgewiesenen Erwartung der Mutter, ihre Söhne Johannes und Jacobus zur Rechten und zur Linken des Christus in seinem Reich sitzen zu lassen (Matthäus 20 und Markus 10). Raphael hat aber hier eine Gestalt abgebildet, die eine unverkennbare Verwandtschaft mit dem Auferstandenen der Bildmitte hat: das weiße Gewand, das lange Haar und die tiefe Andachtshaltung. Damit ist der ‹Herrenbruder› JACOBUS gekennzeichnet. Er wurde gerühmt wegen seiner Ähnlichkeit mit Christus. Auf das Element des inneren Schauens, das Raphael abbildet, hat vor allem Paulus hingewiesen, indem er im ersten Korintherbrief (Kapitel 15) des Jacobus besondere Schau des Auferstandenen erwähnt. Diese befähigte ihn, Statthalter der Judenchristen in Jerusalem zu werden und eine besondere Bedeutung in der Einsetzung und Bewahrung der entstehenden Messe zu erlangen. Das im Fresko abgebildete geschlossene Buch des Jacobus deutet auf dieses besondere sakrale Element: der Buchinhalt ist inneres Erlebnis geworden. Der von seinen Missionsreisen zurückkehrende Paulus mußte sich mit diesem Jacobus auseinandersetzen. Es entstand der Gegensatz zwischen Judenchristen und den von Paulus bekehrten Heidenchristen. – Daß es sich bei dem Herrenbruder Jacobus eigentlich um einen Stiefbruder des Jesus handelt, wird an einer späteren Stelle dieser Darstellung aufgezeigt.

MOSES (ca. 1200 v. Chr.) hält die aufgestützten Gesetzestafeln mit dem Dekalog, dem Gesetzeswerk der Zehn Gebote, in den Händen. Aus seinem Haupte gehen zwei Lichtstrahlen hervor. Der Bildhauer Michelangelo hat diese Strahlen als Hörner dargestellt in seiner bekannten Moses-Skulptur für das Grabmal Julius II. – Die von Moses auf dem Berge Sinai empfangenen Gesetze waren in ihrem Ursprung Zukunftsziele der Menschheit. Um sie verständlich und nutzbar zu machen, mußten sie mit Gedankenkraft durchdrungen und sozial gehandhabt werden. So entstand die israelitische Gemeinschaftsstruktur. Dabei wurden die Kopfkräfte der Menschen angesprochen. Damit sich diese Kräfte richtig entwikkelten, mußten die Elemente von Raum und Zeit im Bereich des Kopfes richtig verarbeitet werden. Das kann nur durch das Denken geschehen. Dienen die Kopfkräfte allein der Sinneswahrnehmung, entwickelt sich kein wirkliches Denken. Das alleinige Aneinanderreihen von Wahrnehmungen bedeutet nur die Hereinnahme eines Äußeren in das Innere. Der Mensch wird dadurch zu einem Wesen, das nur dem Raumesdasein angehört. Werden dagegen im Denkvorgang die Wahrnehmungen nicht aufgenommen oder nicht richtig verarbeitet, entsteht ein wirklichkeitsfremdes, intellektuelles Denken. Der Mensch wird ein einseitiges Zeitenwesen und verliert die Verbindung mit dem Raum und dadurch mit der Welt. Entwickeln sich die Kräfte von Raum und Zeit harmonisch im Denkvorgang, so steigern sie sich gegenseitig. Das leuchtet übersinnlich auf im Bereich des Kopfes und kann anschaubar gemacht werden im Bilde der zwei Lichtstrahlen oder Hörner, die als übersinnliches Organ Raum und Zeit miteinander verarbeiten. – Auch der Teufel ist im Besitze dieser Kräfte; er hat sie unzeitgemäß festgehalten und wird daher immer wieder mit den verhärteten Hörnern dargestellt.

Neben Moses blickt eine mit grünem Übergewand bekleidete Gestalt zum Himmel empor. Sie schaut an den Lichthörnern des Moses vorbei; in ihrer rechten Hand trägt sie einen Palmenzweig, das Zeichen des Märtyrers. Der Blick der Augen und die Blickrichtung des Kopfes dieser Gestalt zeigen, daß sie im Übersinnlichen des Himmels etwas erschaut, worauf die Aufmerksamkeit der anderen Gestalten nicht gerichtet ist. Bevor der Märtyrer STEPHANUS gesteinigt wurde, blickte er in die geöffnete geistige Welt hinein: «Seht, ich sehe den Himmel offen und den Menschensohn zur Rechten Gottes stehen» (Apostelgeschichte 7, 55). – Die Apostelgeschichte des Neuen Testamentes berichtet von den sieben gewählten Männern in Jerusalem, die Sorge zu tragen hatten für die Witwen der griechisch sprechenden Judenchristen. Diese Frauen waren in Gefahr, von den aramäisch redenden Hebräern übergangen zu werden. Einer der sieben Männer war Stephanus; er arbeitete also an dem sich neu bildenden christlich-sozialen Gemeinschaftswesen. Die urchristliche Gemeinde brachte ein umfassendes Opfer mit dem Tod des Stephanus. Das Opfer führte in die weiterwirkende Verwandlung der beteiligten Menschenseelen hinein. Am Ende stand dann die Verwandlung des bei der Steinigung des Stephanus anwesenden Saulus zum Paulus.

Wie auch auf der gegenüberliegenden Seite, ist hier neben Stephanus eine Gestalt sichtbar, die zum größten Teil hinter den Wolken verborgen ist. Es ist ein in Rüstung steckender Kämpfer. Auch die im Sinne des Alten Testamentes oder des Christentums kämpfenden Krieger werden von Raphael in den Kreis der Heiligen und Patriarchen aufgenommen.

In der Bildkomposition dieser oberen Welt hat Raphael überwiegend Gestalten des Neuen und Alten Testaments abwechselnd zusammengestellt und diese Geister dadurch miteinander verwoben. Schon hier zeigt sich der Beginn einer Darstellungsweise, die das Historische in das Überhistorische, in die Geistesgeschichte hineinführt. In der Zeit voneinander getrennte Menschengestalten werden in einem geistigen Bildraum zueinander in Wesensbeziehungen gebracht; unter ihnen entstehen Geistgespräche über die Zeiten hinweg. Dadurch beginnt im Übersinnlichen eine Theologie, die sich auf die verschiedenen Geschehnisse der Bildmitte bezieht. Diese Darstellungsart behält Raphael bei in der Gesamtgestaltung der beiden Fresken.

Untere Ebene

Auf der unteren Ebene des Bildgeschehens ist der eigentliche Inhalt des Freskos dargestellt: die gedankliche und existentielle Auseinandersetzung mit dem Altarsakrament und dadurch mit dem Christentum. Die Bewegungstendenzen der im Umkreis des Altars versammelten Gestalten zielen auf diesen Mittelpunkt; in dem vielfältigen Bewegungsvorgang hat jede Gestalt ihren eigenen Ort und ihre besonderen Beziehungen. – Am linken Bildrand (von den Gestalten des Bildes her gesehen rechts) schaut der Kopf eines alten Mönches in die Höhe. Mit dieser Gestalt ist der Übergang von der übersinnlichen zur irdischen Welt gegeben und auch der besondere Beginn der Geschehnisse auf der irdisch-geisteshistorischen Ebene. Der Hinaufblickende ist der Malermönch Guido di Pietro, bekannt unter dem Namen Fra Angelico (um 1400–1455). Die Abbildung ist porträtähnlich. Fra Angelico (auch Beato Angelico genannt) trat um 1420 in das Dominikanerkloster in Fiesole bei Florenz ein. Dort erhielt er den Namen Fra Giovanni da Fiesole. Später lebte und arbeitete er in San Marco, dem Kloster der Dominikaner in Florenz; hier entstanden im Konvent seine berühmten Fresken (1436–1443). Als ihm vorgeschlagen wurde, das Erzbistum von Florenz zu verwalten, lehnte er es mit der Begründung ab, es müsse einen Würdigeren geben. – Mit diesem ihm vorangegangenen Malermönch weist Raphael auf ein Programm hin: die Verbindung von Theologie und Malkunst und damit die Vereinigung von übersinnlicher Erkenntnis mit dem malerisch gestalteten Sinnlich-Sichtbaren.

Im Vordergrund der gleichen Bildseite werden die beteiligten Gestalten in Bewegung gebracht. Ein Jüngling in gelb-blauer Gewandung schreitet in Richtung des Altares und zeigt gleichzeitig dorthin. Er schaut zurück auf eine Gruppe von Menschen, deren Mittelpunkt ein Mann ist, der sich schwer auf eine Marmorbalustrade stützt. Auf dieser Balustrade ist ein Buch aufgestellt, das von der rechten Hand dieses Mannes gehalten wird; seine Linke zeigt mit Nachdruck und Autorität auf den Inhalt des Buches. Zwischen den beiden bewegten Gestalten entsteht ein Spannungsfeld, da ihre Bewegungen in entgegengesetzte Richtungen zielen. Damit ist das dramatische Grundmotiv der beiden Fresken angeschlagen: die Auseinandersetzung des gegenwärtig-fortschreitenden Geisteslebens mit der Weisheitsmacht der Vergangenheit, die sich im Buche offenbart. Im Menschenleben selber entsteht diese Polarität früh, etwa als Wissen und Bildung auf der einen Seite und auf der anderen als freie Ideenbildung und Phantasie. Diese Gegensätzlichkeit führt im einzelnen Menschen und unter den Menschen zu Spannungen und Auseinandersetzungen. Als Daseinspolarität sucht diese Lebensspannung einen vermittelnden Ausgleich durch eine höhere Synthese. Am Ende der Bildmotiv-Durchführung der beiden Fresken wird sie von Raphael in ihrer Weltengröße aufgezeigt. – Der Mann in der ‹Disputa›, der sich auf die Brüstung stützt, verkörpert im Leben den einen Spannungspol; es ist Donato d'Angelo, bekannt unter dem Namen Bramante (1444–1514). Dieser übte den größten Einfluß auf die Architekten seiner Zeit aus. Er war der Begründer der klassischen Architektur der Hochrenaissance. Bramante baute den Chor der Kirche Santa Maria delle Grazie in Mailand, wo unmittelbar anschließend im Refektorium des Klosters Leonardo da Vinci das ‹Abendmahl› schuf (1498). Er entwarf auch als einen quadratischen Zentralbau den neu zu errichtenden Petersdom in Rom, dessen Grundstein 1506 gelegt wurde. Bramante stammte aus Umbrien wie Raphael und war sein Oheim. Er war entscheidend an Raphaels Berufung nach Rom beteiligt. – Raphael hat seinen Landsmann und Verwandten in seiner intensiven Kraft, aber auch in seiner Einseitigkeit dargestellt. Mit dem Entwurf des Petersdomes zog eine imponierende Größe in die Architektur ein, doch zugleich auch eine lähmende Schwere. Das Quadrat des Zentralbaues nimmt alle Erden-Schwerekräfte in sich auf. Diese Architektur entstammte dem erdzugewandten Wesen Bramantes. Zugleich entsprach sie einer Tendenz des Zeitgeistes: das Irdische sollte erobert werden. – In Raphaels Porträtierung bedarf Bramante der stützenden Balustrade und des aufgestützten Buches; seine Willensbewegung zielt in eine andere Richtung als die vieler Gestalten um den Altar. Gleichzeitig ist er aber noch stark verbunden mit der Jünglingsgestalt, die zu seiner Linken auf den Altar zuschreitet. – Einseitiges Buchwissen belastet die Schwere seines Wesens und hält ihn zurück; doch ist in einer Menschenbeziehung noch eine Verbindung da, die Bramante die Möglichkeit offenhält, eine freiere Willensrichtung zu finden. – Das Verhältnis zwischen diesen beiden Gestalten ist ein Urbild menschlichen Strebens: von der Vergangenheit festgehalten, ist der Mensch doch auch mit dem Geist der Gegenwart und Zukunft verbunden und wendet sich diesem zu.

Der im Vordergrund schreitende Jüngling macht Bramante auf das unmittelbare geistige Geschehen aufmerksam. Diese jugendliche Gestalt vereinigt alle Willenskräfte in einer liebenswürdigen und erhabenen Harmonie. Schwere und Leichte halten sich in ihr das Gleichgewicht; dadurch kann die Gestalt eine vollkommene, aufrechte Haltung erlangen. Doch diese ist nicht statisch; die hinweisende Gebärde führt die Gestalt in eine zielsichere, innerlich kräftige Bewegung hinein. Haltung, Gebärde und Schritt gehen als harmonische Einheit in dieser Bewegung auf. Es entsteht ein Schreiten, das eurythmisch genannt werden kann. Der Dichter Novalis (Friedrich von Hardenberg) hat gegen Ende seines Lebens Zeilen verfaßt, die das Wesen dieser engelhaften Jünglingsgestalt treffen:

«Alle Menschen seh ich leben
Viele leicht vorüberschweben,
Wenig mühsam vorwärtsstreben
Doch nur Einem ist's gegeben
Leichtes Streben, schwebend leben.»

Mühelos und schwebend schreitet diese Jünglingsgestalt durch den irdischen Raum. In dieser Art erlebten die Menschen Raphael. Ein Zeitgenosse nannte ihn einen «neuen Engel auf Erden» (Zuccari). Andere: « . . . er war ganz Geist» (anonym); «. . . das Werk eines Engels» (der Maler Carlo Maratti); «. . .ein Geist, . . . der keine irdischen Fußstapfen hinterließ» (Grimm) und «. . . ein vom Himmel gestiegenes geistiges Wesen» (Ingres). Immer wieder tauchten ähnliche Beschreibungen auf. – Mühe und Arbeit, die Raphael auch auf sich nahm, verbarg er; die Entstehung seiner Werke erschien wie das plötzliche Aufblühen der Frühlingsnatur. Die schreitende Jünglingsgestalt auf dem Fresko ist ein Ausdruck der Biographie Raphaels, als er (1508) nach Rom kam, um in den Stanzen zu malen. Er war da etwa 24 Jahre alt. Um ihn herum war im wesentlichen eine der Schwere verfallene Welt, das Christentum befand sich in einer tiefen Krise. Einige wenige Freunde erkannten Raphaels einzigartige Sendung, während die Großen der Zeit Bilder von seiner Hand haben wollten. Er war im Verborgenen der bewegende Genius der Schicksalskreise römischer Menschengeister. – Doch im Entscheidenden und Wesentlichen mußte Raphael allein gehen, so wie die Jünglingsgestalt des Freskos auch allein schreitet. Die Besonderheit dieser Gestalt erhöht sich noch durch das Zurückblicken: trotz der einheitlichen Zielstrebigkeit, mit der sie schreitet, versucht sie nachdrücklich im Zurückschauen, die anderen Gestalten mit sich zu nehmen. Die Engelhaftigkeit verliert nicht die Verbindung mit den anderen Menschen, die das geistige Schreiten nicht erkennen oder diesem nicht folgen können. Genau das war auch das Wesen Raphaels. Er gab seiner

Umgebung alles, wonach sie ihn fragte, in jedem Augenblick, auch mitten in seiner eigenen Arbeit half er, wo er konnte. Die zielhaft-schreitende und -weisende Gestalt der ‹Disputa› ist RAPHAEL VON URBINO (1483–1520) selber als engelartiger Jugendgenius, der in die römische Welt eintritt und vor übermenschlich großen Aufgaben steht. Dieses beseelte Geistesbild des Raphael-Wesens ist eine malerische Imagination von höchster Genauigkeit und kann als ‹Geistgestalt Raphaels› benannt werden.

Bezeichnend und enthüllend für die dramatische Gegensätzlichkeit, um die das Anfangsmotiv der ‹Disputa› kreist, ist die Frage, wie sich dieser Lebensgegensatz in Raphael selber gestaltet. Dies ist bis heute geheimnisvoll, ein Rätsel, geblieben; denn gerade die tiefen Fragen: Woher stammt das ‹Programm› dieser Fresken, also zunächst: Woher nahm Raphael so unglaublich schnell das umfassende Geschichtswissen, das ein Buchinhalt sein könnte, und dann: Woher kam die zusammenschauende und geistdurchdrungene Ideenbildung der Fresken – diese Fragen können nur beantwortet werden, wenn auf Raphael selbst so hingeblickt wird, wie es dem engelverwandten Anblick seiner verschleierten Selbstdarstellung entspricht. Letztlich entstammt nur aus seiner Individualität die Geistgestalt der höheren Synthese, die als Antwort auf die Lebensgegensätzlichkeit farbig und beziehungsreich in den Fresken als Lebenspanorama seelendramatisch ausgebreitet wird.

Zwischen dem Raphaelischen Jugendgenius und der Gruppe um Bramante ist ein Kopf sichtbar im dämmrigen Hintergrund. Die Augen blicken mit willenshafter Erwartung auf den schreitenden Jüngling; der breite, fast kahle Kopf und die gerunzelte Stirn zeigen große Entschlossenheit. Es ist ein Porträt JULIUS II. (1443–1513), des Papstes, der den jungen Raphael mit allen Vollmachten in seinen Auftrag eingesetzt hat. Nun blickt er mit ungeduldiger und fast grimmiger Erwartung hin auf die kommenden Wunderwerke seines begabten Malers. Das Porträt enthüllt, warum die Umwelt ihm den Namen ‹Il Terrible‹ gegeben hat. Auf dem bekannten Porträt von Raphael (Florenz, Uffizien) ist Julius schon einige Jahre älter; auf dem Fresko ‹Messe von Bolsena› (Stanza della Heliodor) ist sein Kopf im Profil zu sehen. – Vor seiner Papstwahl (1503) hieß Julius II. Giuliano della Rovere. Er war früher ein erbitterter Gegner des vorangegangenen Papstes Alexander VI., der durch eigene moralische Zerrüttung das Papsttum an den Abgrund brachte. Julius selber kam auch nur durch Bestechungen der spanischen Kardinäle auf den Papstthron. Der Kirchenstaat befand sich zu jener Zeit in Auflösung. Diesen Staat hat Julius wiederhergestellt, er war dabei mehr Kriegsherr als Geistlicher. Durch die Hinzuziehung der großen Künstler Bramante, Michelangelo, Raphael und anderer nach Rom, hat Julius der Kunst innerhalb des abendländischen Christentums besondere Entfaltungsmöglichkeiten eröffnet.

Der Gegensatz zwischen Bramante und der jugendlichen Geistgestalt Raphaels ist auch in deren unmittelbarer Umgebung wirksam. Es gibt eine Zeit, in welcher der Mensch natürlich und berechtigt mit Begeisterung Buchwissen aufnimmt: die Jugend. Im Fresko beugt sich ein jugendlicher Mensch über die rechte Schulter des Bramante, um im Buche zu lesen. Seine Augen und sein Gesichtsausdruck sind von Enthusiasmus erleuchtet, während er gleichzeitig auf eine bestimmte

Stelle im Buche zeigt. Dieser Jüngling trägt eine Kopfbedeckung, die ihn als Künstlerlehrling ausweist. Auf Bramantes anderer Seite steht auch ein Lehrling, doch älter und mehr ein Gehilfe. Ihm ergeht es wie den meisten Menschen: er kann sich nicht entschließen, wohin er sich wenden soll. Er liest im Buch, doch seine rechte Hand mit der ganzen rechten Seite folgt dem raphaelischen Geiste. Seine Haltung ist zwiespältig. – Als Gesamtleiter aller künstlerischen Arbeiten teilte Bramante dem arbeitenden Raphael Gehilfen zu. Ein sehr begabter ‹blutjunger› Maler trat in den Wirkungskreis Raphaels: Giulio Pippi, genannt GIULIO ROMANO (1492–1546). Er war etwa 15 Jahre alt, als er in Raphaels entstehende Werkstatt aufgenommen wurde. Er galt später als Raphaels begabtester Schüler. Nach Raphaels Tod vollendete er die Arbeiten in der ‹Sala di Costantino›. Romano wurde später von Herzog Federigo Gonzaga nach Mantua geholt, wo er als Architekt den Palazzo de Te, ein Hauptwerk des Manierismus, schuf. In diesem Bauwerk entstanden auch seine bedeutendsten Gemälde. Ein anderer Gehilfe Raphaels war GIOVANNI PENNI (um 1488–1530). Er war ein schneller Arbeiter und wurde daher auch ‹Il Fattore› (der Macher) genannt. Raphael setzte Romano und Penni ein als Erben seines künstlerischen Nachlasses. Sie waren von Bedeutung für ihn. Die kräftige, schnell arbeitende Hand Pennis folgt im Fresko dem Jugendgeist Raphaels. Der hierzu gehörende Romano ist wahrscheinlich als der junge Kunsteleve dargestellt, der voller Begeisterung im Buche Bramantes liest.

Auf halbem Wege zwischen dem ‹Geist von Raphaels Jugend› und dem Altar steht eine Gestalt, deren Rückenseite allein sichtbar ist. Sie schreitet auf den Altar zu. Schwere lastet auf diesem Schreiten; es erscheint fraglich, ob die Gestalt den Altar erreicht. Verstärkt wird diese Frage durch die nach unten zeigende Gebärde. Sie gilt den Büchern, die zu Füßen der vor ihm sitzenden Gestalten liegen. Zwei Bücher liegen zu Füßen des zögernd schreitenden Mannes; es sind seine Werke, doch ohne Titel im Fresko. Diese rätselhafte und mit Schwere belastete Erscheinung ist umgeben von einer Gruppe Menschen; drei jüngere, die von unten herauf sich der Gestalt in Spannung nahen, Schülern der antiken Philosophenschulen ähnlich, und zwei stehende Bischöfe, deren Mitren über den Horizont des Hintergrundes ragen. Die Abbildungen dieser beiden sind lebensnahe Porträts von Raphaels nahen Freunden. Der Name des Bischofs, der den Rücken dem Betrachter zukehrt, ist TOMMASO INGHIRAMI (1470–1516). Er war neulateinischer Redner und Dichter. Zur Zeit der Entstehung der ‹Disputa› wurde er am Vatikan aufgenommen und war dort Präfekt der Bibliothek und Archivar des Geheimarchivs der Engelsburg. Nach dem Tode des Papstes Julius II. sprach er den Nachruf für diesen. Er wurde auch ‹Phädra› genannt, weil er diese Rolle als Schauspieler in dem Trauerspiel ‹Hippolytus› von Lucius Seneca dargestellt hatte. Am Papsthofe wurden zu dieser Zeit die verschiedensten Schauspiele aufgeführt. Eines dieser Theaterstücke hat der andere abgebildete Bischof verfaßt: ‹Calandria›, eine frivole Verwechselungskomödie in Anlehnung an den antiken Dichter Plautus aus Umbrien (um 250 v. Chr.). Dieser Bischof heißt Bernardo Dovici; er wurde später unter dem Papst Leo X. der bekannte Kardinal, Dichter und Staatsmann BIBBIENA (1470–1520). Dieser hat früh das Wesen Raphaels erkannt und war sein ganzes Leben lang mit ihm verbunden. Er verlobte seine Nichte

Maria mit Raphael, während Raphael selber versuchte, Verlobung und Verheiratung zu umgehen. Die Umstände und die Art dieser Verlobung mit Maria sind unbekannt; dieses Mädchen starb früh, und Raphael ordnete an, ihr ein Denkmal neben seinem eigenen Grabe im Pantheon zu errichten. Die besondere Verbindung Raphaels mit Bibbiena kommt dadurch zum Ausdruck, daß Raphael ihm seinen Palast vermachte. – Porträts von Tommaso Inghirami und Bibbiena, von Raphael gemalt, hängen in der Galerie Pitti in Florenz. Auf diesen Bildern sind beide älter dargestellt, besonders Bibbiena als Kardinal. Inghirami ist leicht durch seine fehlerhafte Augenstellung zu erkennen.

Diese beiden Bischöfe stehen bei der zögernd schreitenden Gestalt, ihre Köpfe sind auf diese gerichtet; es liegt zwischen ihnen eine Beziehung vor. Der Zusammenhang ist gegeben durch das Theater und die Aufführungen der Schauspiele. LUCIUS ANNAEUS SENECA (4 v. Chr. – 65 n. Chr.) hat neun Tragödien geschrieben mit Schilderungen tiefsten menschlichen Leides und großer Leidenschaften. Sie sind freie Bearbeitungen antiker griechischer Dramen, deren Einfluß so groß war, daß sie bis in das 18. Jahrhundert stärker nachwirkten als die griechischen Originale. – Es war naheliegend und zugleich natürlich, die Werke dieses Dichters und Philosophen am Papsthof aufzuführen, denn Seneca wurde bis in das späte Mittelalter als ein Repräsentant des Christentums angesehen. Der überlieferte Briefwechsel mit dem Apostel Paulus erwies sich als fingiert. Ein solcher Gedankenaustausch in Briefform konnte vorgestellt werden auch aus dem Erleben, daß eine Verwandtschaft bestand zwischen den Schicksalen des Seneca und des Paulus. Als der Niederschlag einer nachtodlichen Begegnung beider Geister könnte der erfundene Briefwechsel angesehen werden. Die Frage nach dem christianischen Seneca hat sich bis in die Gegenwart hinein gehalten. Friedrich Hiebel läßt in seinem Werk ‹Seneca, Dramatische Dichtung um Paulus in Neros Rom› (1974), im abschließenden Satz des 6. Bildes eine römische Christin von Seneca sagen: «Er ist ein Christ – und will es noch nicht wissen.» – Senecas Schicksal war bedeutend und erfüllt von inneren Konflikten; es war eine gedrängte Zusammenfassung tragischer Elemente der Antike auf dem Boden der untergehenden römischen Kultur. Als Seneca von der Kaiserin Julia Agrippina aus der Verbannung in Korsika nach Rom geholt wurde, war er schon ein bedeutender Philosoph und Dichter. Er wurde dann der Erzieher des jungen Nero, des späteren Kaisers. Während dieser Zeit (54–59) leitete er zusammen mit dem Prätorianerpräfekten Sextus Burrus alle Geschicke des großen römischen Reiches. Nachdem Nero seine Mutter Agrippina im Jahre 59 ermorden ließ, brach das Unheil noch weiter herein über die untergehende römische Welt. Seneca mußte sich schließlich das Leben nehmen. Er bezeichnete die Umstände seines Todes als das Bild seines Lebens. Mit dem Tode Senecas im Jahre 65 begannen auch die ersten Christenverfolgungen. – Der lebenslange Versuch des Philosophen und Dichters, die Moral der griechischen Stoa in die Welt Roms einzuführen, kam zum Ausdruck in seinem Werk ‹Epistulae Morales› (Briefe über Moral). In dieser Form berührten Ethik und Moral nur den Verstand, nicht aber den Willen der Menschen. So hat ihn auch Raphael dargestellt: der Wille droht aus seiner Haltung herauszufallen; das Lastende bringt sein Schreiten fast zum Stehen; er geht eigentlich noch nicht auf den Altar zu, die Bewegung seines

Wesens ist auf die am Boden liegenden Bücher gerichtet, auf die er mit schwerer Gebärde zeigt. Das eine trägt die Aufschrift L. MORALIUM = Libri Moralium (Bücher der Moral); es ist fast der gleiche Titel wie sein eigenes großes Werk, nur aus einer viel späteren Zeit. – Daß Seneca in seiner geistigen Größe und durch sein Leben unmittelbar vor dem Altare des Christentums steht, darüber besteht kein Zweifel. Deshalb gab ihm Raphael einen so gewichtigen Ort in der Versammlung großer christlicher Theologen.

Im Fresko ist eine Gruppe Theologen und Männer der Kirche im ferneren Hintergrund sichtbar zwischen der Geistgestalt Raphaels und der Gruppe um Seneca. Ein Bischof ist auch dabei. In der Geschichte des Christentums hat es immer solche Vertreter der Kirche und anderer christlicher Strömungen gegeben, die abseits der zentralen Geschehnisse standen. Sie suchten oft Impulse zu verwirklichen, die der Vergangenheit angehörten, oder auf Impulse, die erst in der Zukunft verwirklicht werden können.

Der Papst auf dem Sessel mit den als tierische Fabelwesen geformten Armlehnen ist GREGOR DER GROSSE (um 540–604). Aus seiner aufrechten Haltung schaut er geradeaus in Richtung des ihm gegenübersitzenden Bischofs auf der anderen Altarseite. Seine Tiara jedoch neigt sich schwer nach hinten. Gregor war der letzte Römer und der erste Mönch auf dem Papstthron. Als Sproß einer vornehmen römischen Familie wurde er zur höheren Beamtenlaufbahn vorgesehen und ausgebildet. In seiner Lebensmitte erreichte er die Stellung des Praefectus Urbi, das Amt des obersten Zivilbeamten der alten Reichshauptstadt. Nachdem er dieses Amt niedergelegt hatte, richtete er sich ein Klosterleben ein in seinem ererbten Palast an den Hängen des Monte Celio bei Rom. Er begründete weitere Klöster auf Sizilien mit den Reichtümern aus seinem Erbe. Als Papst (590) legte er den Grund für die weltliche Macht der Kirche, vor allem durch ausgebreitetes und gut organisiertes soziales Wirken. Sein kräftiger Ausbreitungsimpuls führte zur Bekehrung der Angelsachsen. In Rom erweiterte er die Sängerschule; diese Neubegründung führte dann zu dem bekannten Gregorianischen Gesang. Gregors literarisches Werk wurde bis in das Mittelalter hinein gelesen und war das Moralkompendium dieses Zeitalters. Es war die Ausarbeitung eines vereinfachten und vergröberten Augustinismus. Hierzu gehört das Buch zu seinen Füßen, das Werk ‹Libri moralium›. Von der Nachwelt erhielt dieser Papst den Namen: Doctor Ecclesiae (Doktor der Kirche); er wurde als einer der großen Kirchenväter des Abendlandes angesehen. Seine Grabaufschrift bezeichnete ihn als Konsul Gottes. Mit ihm zog das Wesen Roms in die abendländische Kirche ein.

Obwohl die Gestalt neben Gregor nahe am Altare sitzt, ist sie ganz in ein Buch vertieft. Es ist der aufbrausende und streitbare SOPHRONIUS EUSEBIUS HIERONYMUS (um 347–420). Aufgrund dieser Seelenanlagen hat ihn Raphael ganz in Rot gekleidet. Zu Füßen des Kirchenmannes schaut sein Löwe uns an, und zwei Werke des Hieronymus mit seinem Hut liegen übereinander auf dem Boden direkt neben dem Altar. Sie tragen die Aufschriften: BIBLIA (die Bibel) und EPISTOLAE (die Briefe). – In Hieronymus erscheint der Konflikt zwischen Buch und Altar als Lebensdrama. Um von dem Literaturwesen loszukommen, verließ er Rom, um sich in der Wüste Chalcis bei Aleppo anzusiedeln. In der Einsamkeit des Asketenlebens suchte er eine neue Lebensrichtung. Hier hatte er die bekannte

Traumvision: Er wurde in der Unterwelt vor den Thron des Richters gezerrt und gefragt: «Wer bist du?»; er nannte sich einen Christen. «Du lügst!» rief der Richter, «Ciceronianer bist du, und nicht Christianer». Der große römische Redner, Staatsmann und Philosoph Cicero war das literarische Vorbild seiner Zeit. Später wurde Hieronymus zum Cicero der Kirche. Sein Lebenswerk entstand während seines vierzigjährigen Aufenthaltes in einem Kloster in Bethlehem, das er zusammen mit drei anderen Klöstern leitete. Mit Hilfe der Gedanken des griechischen Theologen Origines lieferte er umfassende Kommentare zum Alten und Neuen Testament. Ab dem Jahre 382 entstand die Neubearbeitung und erfolgte die Herausgabe des lateinischen Bibeltextes, zuerst des Neuen, dann des Alten Testamentes, unter dem Namen Vulgata. Dieses Werk wurde für die folgenden Jahrhunderte, offiziell ab dem 8. Jahrhundert, die gültige Bibelübersetzung der abendländischen Kirche.

Vergebens versucht ein Mann der Kirche den in sein Buch versunkenen Hieronymus auf das Altargeschehen aufmerksam zu machen. Mit eindringlicher Gebärde, mit beiden Armen weist die aufrechte Gestalt auf die Monstranz des Altares. Sie trägt einen Bischofsmantel mit reich verziertem goldenem Besatz. – Der erste Theologe der abendländischen Kirche, der einen zusammengefaßten Sakramentalismus darstellt, ist PETRUS LOMBARDUS (1095–1160). Durch Bernhard von Clairvaux kam er 1133 nach Paris. Hier wurde er 1159 Bischof. Sein theologisches Hauptwerk sind die ‹Sentenzen›; er wurde daher auch ‹Magister Sententiarum› genannt. Es war das Handbuch der folgenden Jahrhunderte, das bis zu Raphaels Zeiten viel in Gebrauch war. Der Inhalt der ‹Sentenzen› ist: Gotteslehre – Schöpfungslehre – Erlösungslehre – Sakramentenlehre mit Festlegung der sieben Sakramente – Eschatologie (Zukunftslehre). In Petrus Lombardus erscheint zum ersten Mal im Abendland die Dogmatik zusammengeschlossen als ein systematisches Ganzes. Zwischen ihm und Hieronymus entzündet sich ein echter geistiger Disput über die Frage, ob der Geist des Buchstabens oder das lebendige Geschehen am Altar den Fortgang des Christentums bestimme.

Etwa im Jahre 1210 hatte der Papst Innozenz III. einen Traum. Er sah vor sich die Laterankirche in Rom, die einer Kathedrale gleichkam, mit schwankenden Mauern, dem Einsturz nahe. Da erschien ein unscheinbarer Mann, trat zum Bauwerk hinzu, stützte die Mauern und verhinderte das Einstürzen der Kirche. Innozenz hatte am Tage vorher Franz von Assisi gesprochen, der in Rom war, um einen neuen Orden zu begründen. Der Papst hatte ihn freundlich empfangen, ohne jedoch irgendwelche Zusagen zu machen. Jetzt erkannte er in Franziskus den Mann aus seinem Traum und gab am nächsten Tag den Franziskanern die Gründungsgenehmigung. Zur Erkennung und als Zeichen von Ordensbrüdern erteilte er den Anhängern die Erlaubnis, die Mönchstonsur zu tragen. – Raphael hat Giovanni Bernardone, genannt FRANZ VON ASSISI (1182–1226) kniend an den Altar angeschmiegt und betend dargestellt. Er schaut zu Hieronymus hinüber. Diese beiden Gestalten hat Raphael schon um 1502 zusammen abgebildet. Auf dem Bilde ‹Madonna mit den Heiligen Hieronymus und Franziskus› (Berlin-Dahlem, Gemäldegalerie) betrachten beide Heilige das Jesuskind. Diese beiden Geister bilden die denkbar größten Gegensätze in diesem Zusammenhang. Franziskus und sein Orden waren antiliterarisch, waren eine Buß- und Betbewegung.

Das lebendig gesprochene Wort war ihre Welt. Des Hieronymus Welt waren Schriften und Bücher und die Klause. Das Anfangsmotiv dieser Seite des Freskos – die Gegensätzlichkeit zwischen dem buchverbundenen Bramante und dem schreitenden Jugendgeist Raphaels – hat hier am Altar einen Höhepunkt erreicht. Der einzige Ort, an dem Franz von Assisi seinem Wesen gemäß dargestellt werden kann, ist am Altar, wo das lebendige Wort seinen Quell hat. Franziskus ist der Ausdruck des lebendigsten Christentums; er schmiegt sich nicht nur an den Altar, sondern er stützt ihn auch – imaginativ gesehen – so wie er im Traume des Innozenz die schwankenden Mauern des römischen Domes stützte.
Auch am Altar des Freskos wird die Bedeutung des Papstes Julius sichtbar im Hinblick auf die Entstehung dieses Kunstwerkes. Auf der überhängenden goldenen Altardecke stehen die Buchstaben: IV LI VS II PO NT M A X (JULIUS II PONTIFEX MAXIMUS). In der Mitte des grünen Antependiums innerhalb der reichen Ornamentik: IV LIVS (JULIUS).

Auf der gegenüberliegenden Seite der Bramante-Gruppe, vor dem massiven Marmorquader im Hintergrund, wird eine intensive Bewegung in das Bildgeschehen eingeführt, entsprechend der anderen Bildseite. Ein Geselle der Kunst, auch mit turbanähnlicher Kopfbedeckung, kommt hereingelaufen, hält an der Brüstung inne und beugt sich nach vorne, um nach rechts in die Bildmitte hereinsehen zu können. Er muß an der mächtigen Gestalt vorbeisehen, die an seiner rechten Seite steht; diese zeigt auf die Menschengruppen rechts hinter ihm. Die suchende Bewegung des Jünglings staut sich an dieser Gestalt, deren Kopf vor der Mitte des gewaltigen Granitblockes erscheint. Hinter diesem Kopf sind beiderseitig andere Köpfe zu sehen; sie sind alle Porträts bekannter Persönlichkeiten. DANTE ALIGHIERI (1265–1321) ist im Profil abgebildet mit dem Lorbeerkranz auf dem Haupt, Kopfbedeckung und Überhang sind in leuchtendem Rot. Er ist der Dichter der ‹Divina Comedia›, der ‹Göttlichen Komödie›, und einer Vielzahl anderer Werke. – Dantes Schicksal war dramatisch bewegt. Er nahm teil am öffentlichen Leben seiner Vaterstadt Florenz. Hier befanden sich Guelfen und Ghibelinen in ständigen Auseinandersetzungen und Kämpfen miteinander. Dante bekleidete öffentliche Ämter und wurde einer der sechs Stadtoberen in Florenz. Als Führer der Ghibelinen verlor er später alle Ämter und Besitz durch päpstlichen Einfluß und wurde aus seiner Vaterstadt verwiesen. Er lebte danach in Verona, Lucca und anderen italienischen Städten und gründete eine eigene politische Partei mit dem Ziel, ganz Italien zu einigen ohne Vorherrschaft des Papstes. Nachdem Dante ein für ihn unwürdiges Angebot der Florentiner, in seine Vaterstadt zurückzukehren, abgewiesen hatte, wurde er von diesen im Jahre 1315 zum Tode verurteilt und für vogelfrei erklärt. Sechs Jahre danach starb Dante eines natürlichen Todes in Ravenna. – Als Dichter war er Dialektiker, Lehrer, Prediger und Darsteller übersinnlicher Welten. Die Zusammenfassung dieser Fähigkeiten konzentriert sich in dem Monumentalwerk der ‹Göttlichen Komödie›, das ab 1290 entstand. Dante Alighieris leuchtend-aufrechte Willenskraft wird von Raphael auf dem Fresko charakterisiert, indem die scharfe Kante des mächtigen Granitquaders im Hintergrund in der Vertikalen gewissermaßen genau durch seine Körpermitte verläuft.

Zwischen dem hereineilenden Künstlergesellen und der kräftigen Gestalt, an der dieser vorbeisehen muß, ist im Profil ein Kopf zu sehen, der kahl ist bis auf den weißen Haarkranz. Der Gesichtsausdruck ist weich und doch entschlossen zugleich; die leicht geschwungene, lange und charakteristische Nase prägt das Antlitz. Es ist ein Altersporträt des COSIMO DE'MEDICI (1389–1464). Die bekannten Abbildungen auf der Bronzemedaille (Florenz Bargello) und auf dem Marmorrelief (früher Berlin, Kaiser-Friedrich-Museum) zeigen ihn in jüngeren Jahren ohne Doppelkinn. – Cosimo war der Sohn des Giovanni di Bicci aus Florenz. Diese beiden wurden Bankherren und begründeten das Geschlecht und das Haus Medici. Das Geld wurde in den Händen dieser großen Florentiner eine entscheidende Grundlage für den geistig-kulturellen Aufschwung des 15. Jahrhunderts. In der Zeit Cosimos wurde die freiheitliche demokratische Verfassung der Stadt Florenz geschickt und klug aus dem Hintergrund von diesen Bankherren geleitet. Er beherrschte das Florentiner Staatswesen, ohne ein öffentliches Amt zu bekleiden. Daneben las und studierte Cosimo gründlich Aristoteles und Plato. Bis an sein Lebensende stellte er sich immer wieder die Frage nach der Unsterblichkeit der Menschenseele. Er zog sich öfters zurück in das Kloster San Marco, wo er eine Zelle hatte; mit dem Gewand, das er hier trug, hat ihn Raphael dargestellt. – Der Höhepunkt der Impulsierung des geistigen Lebens dieser Zeit durch das Wirken dieses Mediceers war die Begründung der Platonischen Akademie und der späteren Bibliotheca Medicea Laurenciana. Diese wurden zu Geburtsstätten des neuaufkeimenden Geisteslebens der Renaissance. Der Cosimo-Sohn Lorenzo il Magnifico (eigentlich: der Erlauchte) führte das große Werk seines Vaters weiter. Er war es, der die Begabung des 15jährigen Michelangelo erkannte, ihn großzügig unterstützte und dafür sorgte, daß er an der Platonischen Akademie seine Kunststudien aufnehmen konnte. Damit war diese große Künstlerindividualität auch aufgenommen in den Lebenskreis des Mediceischen Stadtpalastes und war in den letzten Jahren des Lebens Lorenzos der Haus- und Tischgenosse dieser Medici-Familie. Hier wuchs Michelangelo auf mit den drei Söhnen Lorenzos; mit dem einen, Giovanni, hatte er später als reifer Künstler viel zu tun, als dieser Jugendfreund inzwischen Papst Leo X. geworden war. – Christlicher Geist des Abendlandes durchzog die Begründung und Taten von Cosimo de'Medici. Die Nachwelt hat dies erkannt und ihm den großen Namen gegeben: Pater Patriae, Vater des Vaterlandes. – Auch er ist als ‹Theologe› von Raphael in die große Versammlung ringender Geister der ‹Disputa› aufgenommen.

Unmittelbar vor dem Profil Cosimos schaut im Hintergrund ein Antlitz auf den Betrachter. Eine dunkle Kapuze bedeckt das Haupt bis tief in die Stirn; die Mundpartie ist verdeckt von der davorstehenden Gestalt. Von der übrigen Gestalt ist nichts zu sehen. Und doch ist es unverkennbar der feurige Prediger GIROLAMO SAVONAROLA (1452–1498), wie ihn Fra Bartolomeo (jedoch im Profil)1495 gemalt hat (Florenz, Museo di San Marco). Raphaels undogmatisches Christentum zeigt sich in dem Mut, den verketzerten Revolutionär in die Versammlung dieser Kirchenmänner aufzunehmen. – Savonarola begann als Bußprediger in Florenz und anderen Städten kurz vor Raphaels Geburt. Er wurde 1491 Prior des Klosters San Marco in Florenz. Um dem allgemeinen Verfall der Kirche und der Sitten entgegenzutreten, strebte er an, eine Bewegung für sittliche und religiöse

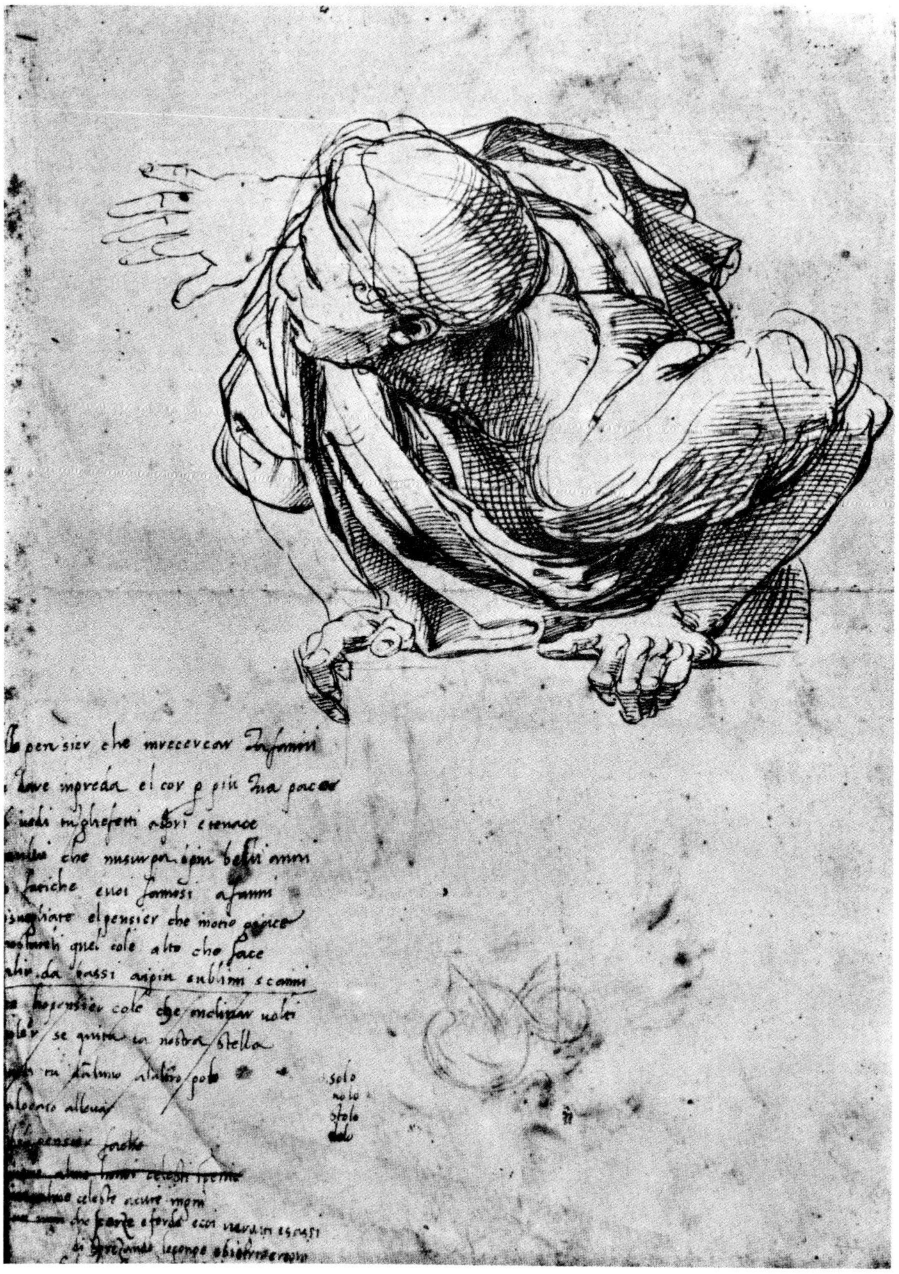

Skizze zur ‹Disputa›, Detail aus der rechten Künstlergruppe. Darunter ein Sonett in der Handschrift Raphaels:

Du (ruchloses) Denken, das sich zu suchen müht,
das Herz preiszugeben, um deines größeren Friedens willen.
Siehst du nicht die Wirkungen, so bitter und nachhaltig,
von dem, der deine schönsten Jahre raubt.

Ihr harten Mühen (Proben) und ihr gepriesenen Kümmernisse (eifrigen Bemühungen),
weckt das Denken, das untätig liegt,
zeigt ihm jene hohe Sonne, die bewirkt
den Aufstieg von den niederen zu den höchsten Stufen (Sitzen).

Göttliche, himmlische Seelen, hohe Intelligenzen,
welche . . .
verachtend Prunk und Zepter und Königreich.

Erneuerung zu inaugurieren. Seine Strafpredigten schufen ihm viele Feinde. Als die herrschenden Medici aus Florenz vertrieben wurden, errichtete Savonarola einen theokratischen Staat mit Christus als König. Papst Alexander VI. verbot ihm das Predigen, doch Savonarola richtete sich nicht danach. Nach weiteren Prozessen und Wirren um seine Person wurde das Kloster San Marco von der Menge gestürmt, Savonarola verhaftet und gefoltert – seine Aussagen wurden in den Protokollen gefälscht – und dann wurde er 1498 gehenkt. – Als Frage an das Gewissen lebt Savonarola weiter in der Geschichte der Theologie und des Christentums.

Dante und Savonarola waren revolutionäre Geister, die Großes erstrebten; das Werk Dantes wuchs ins Gigantische. Die Charakterzüge und das Wirken dieser Individualitäten bringen sie in die Schicksalsnähe zum aufrührerischen und nach dem Titanischen strebenden Geiste Michelangelo Buonarrotis. Ebenfalls zu diesem Schicksalsumkreis gehört Cosimo de Medici.

Michelangelo war einer der großen Dante-Kenner seiner Zeit; er beherrschte viele Gesänge der ‹Göttlichen Komödie› auswendig. Die Monumentalität Dantes in der Beschreibung des nachtodlichen Lebens, setzt sich unmittelbar fort in dem Werke ‹Das Jüngste Gericht› von Michelangelo in der Sixtinischen Kapelle. Hierzu entwarf er auf Kartons über 400 Gestalten in Originalgröße, zum Teil über zweieinhalb Meter groß. Die Gesamtfläche des fertigen Werkes beträgt 225 Quadratmeter. Über fünfzig Gestalten werden heute benannt als Darstellungen bekannter Individualitäten. Die Realitätskraft des Bildes war eine künstlerische und geistige Revolution. Bei der Enthüllung des Freskos fiel Papst Paul III. im Anblick der richtenden Christus-Gestalt nieder mit den Worten: «Herr, rechne mir nicht meine Sünden an, wenn du kommen wirst am Tage des Gerichts.» Der weiterwirkende Geist Dantes hatte sich äußerlich wahrnehmbar in Farbe und Form verbildlicht.

Die aufwiegelnden Predigten Savonarolas kannte Michelangelo. Doch, obwohl sein Verhältnis zu den Päpsten eruptiv-auflehnend sein konnte, wurde er nie der Anhänger des umstürzlerischen Dominikaners. Wie nah das Schicksal ihn an den Kreis um Savonarola brachte, zeigt ein Brief an seinen Bruder. Dieser gehörte entweder diesem Kreise an oder sympathisierte mit ihm. In dem verschlüsselt geschriebenen Brief warnt Michelangelo seinen Bruder und spielt auf Hinrichtungen in Rom an. Der Brief wurde 74 Tage vor dem gewaltsamen Tode Savonarolas geschrieben.

In der Mitte der Menschengruppe, die gebildet wird vom suchenden Kunsteleven und Cosimos Haupt auf der einen und Dantes Profilbild auf der anderen Seite, erscheint MICHELANGELO BUONARROTI (1475–1564) als machtvolles Wesensbild. Die schwere Gestalt steht barfüßig auf dem Marmorboden, sie scheint in diesem verwurzelt zu sein. Der große Marmorblock im Hintergrund war zugleich Ausdruck seines Schicksals. Diese mineralische Substanz ist der konzentrierte und ausgebreitete Ausdruck des dreidimensionalen stofflichen Raumes. In ihr sah Michelangelo im voraus die herauszumeißelnde Leibesgestalt des Kunstwerkes. Dadurch enthüllte er den Menschenkörper als Erdenleib, als einen Teil der irdischen Räumlichkeit. Michelangelo war der Meister der Raumeskunst und ist der Eingeweihte des Raumes. Er nimmt daher nicht teil an der allgemeinen

Bewegung in der ‹Disputa›, die eine zeitliche Komponente in sich trägt. Er wendet sich sogar von ihr ab und verharrt im Stehen. Nur in der Gebärde weist er auf den Papst und seine Umgebung. Das Papsttum war sein anderes Schicksal; mit diesem rang er schwer. Julius II. zwang Michelangelo durch den gewaltigen Auftrag zur Ausmalung der Decke der Sixtinischen Kapelle, Maler zu werden. Selber legte er Wert darauf, vor allem Bildhauer zu sein. – Der weisende kräftige Arm in Raphaels Darstellung ist zugleich der Arm, der die kaum zu erfassende physische Leistung der alleinigen Ausmalung der Sixtina-Decke bewältigte. Außerdem konnten seine Arme gut mit den gewaltigen Marmorblöcken umgehen. Der Granitquader im Hintergrund symbolisiert auch den Grundstein des neuen Domes der Peterskirche. Er wurde von Julius II. 1506 gelegt, kurz vor Raphaels Ankunft in Rom. Die Weiterführung dieses Bauwerkes mußte später Michelangelo auch übernehmen. – Raphael hat seine mächtige Gestalt bekleidet mit dem gelben Untergewand und dem schweren blauen und violetten Überwurf; es ist das kräfte-strahlende Seelenbild Michelangelos.

Der Papst mit dem schweren, golddurchwirkten Mantel und der erhobenen Hand ist Sixtus IV. (1414–1484). Vor seiner Erhebung zum Papst hieß er Francesco della Rovere. Er war der Onkel des damaligen Papstes Julius II., der im jugendlichen Alter als Giuliano della Rovere von Sixtus in das Kardinalskollegium erhoben wurde. Dies geschah im Zuge eines aufkommenden Nepotismus (Familienbegünstigung), der immer größere Ausmaße während der Zeit des Sixtus annahm. Das Wirken des Sixtus war dadurch in sich gespalten. Er konnte seinen geistlichen Verpflichtungen der Kirche gegenüber nicht nachkommen; seine religiös-ethische Struktur zerfiel. So wußte er von der geplanten Pazzi-Verschwörung in Florenz und ließ sie zu. Mitglieder der Familie Pazzi hatten Mörder gedungen, um Lorenzo und Giuliano Medici während des Hochamtes im Dom zu töten. Während Lorenzo entkam, wurde Giuliano von zwei Klerikern ermordet. – In einer Zeit endloser politischer Wirren kam Sixtus auch dem Ersuchen des spanischen Königspaares nach, die Inquisition in deren Land wieder einzuführen. Sixtus gab 1478 seine Zustimmung zur Einsetzung des Thomas de Torquemada als Großinquisitor in Spanien. – Für die Stadt Rom, für Künstler und Wissenschaftler bedeutet der Einfluß des Sixtus einen Aufbruch. Sein Name ist verewigt in der Sixtinischen Kapelle; viele andere Bauten wurden damals in Rom errichtet, ganze Stadtviertel erneuert. Künstler und Wissenschaftler erhielten großzügige Zuwendungen, das Mäzenatentum blühte auf. Schließlich wurde Sixtus der Begründer der europäischen Museen, indem er die vielen damaligen Funde und gesammelten Schätze der Antike dem Publikum zugänglich machte. Auf Raphaels Bild ist, der Tradition nach, die Heiligsprechung des Bonaventura durch Sixtus im Jahre 1482 dargestellt; dieser war, wie Sixtus selber, ein Franziskaner.

Bonaventura (um 1221–1274) hieß eigentlich Johannes Fidanza. Auf dem Fresko steht er direkt vor Sixtus etwas im Hintergrund. Er trägt einen roten Kardinalshut und ist ins Lesen vertieft. – Bonaventura war Professor der Theologie in Paris und Kardinal von Albano; im Alter von 36 Jahren wurde er General des Franziskaner-Ordens. Bis 1248 lehrte er in Paris zusammen mit Thomas von Aquin, der mit ihm verbunden war und, als Bonaventura an einer Biographie über Franziskus schrieb, die Worte aussprach: «Da arbeitet ein Heiliger für einen

Heiligen.» In Bonaventura lebte ein franziskanischer Impuls, der mit Hilfe der mystischen Versenkung anstrebte, die Einseitigkeit der Verstandeshaltung in der Scholastik und die Bedrohung durch die irdisch-gebundene Vernunft auszugleichen. Die Verstandesseele mußte im Mittelalter erworben werden; doch ihre Seelenstruktur trug in sich die Gefahr der völligen geistigen Isolierung des Menschen. Die religiöse Mystik des Franziskus strebte nach einen Ausgleich. – Bonaventura schrieb ein Werk, das sehr verbreitet wurde: ‹Itenerarium mentis in Deum› (Wanderbuch für den Besinn zu Gott). Am Ende des letzten Kapitels wird verdeutlicht, wie der Ausgleich gegenüber dem Verstandeswissen erfolgt: «Wenn du aber forschest, wie das geschehen kann (die Entrückung zu Gott), so frage die Gnade, nicht die Lehre, das Verlangen, nicht den Verstand, das seufzende Gebet, nicht das lesende Bemühen, den Bräutigam, nicht den Lehrer, Gott, nicht einen Menschen, das Dunkle, nicht die Klarheit, nicht das Licht, sondern das durch und durch entflammende Feuer, welches zu Gott in überschwenglichen Salbungen und in glühendheißen Neigungen hinüberführt.» – Bonaventura wurde der Doctor Seraphicus der Kirche, der seraphische Lehrer. In der ‹Disputa› steht er, in ein Buch versenkt, ohne Beziehung zu seiner Umgebung. Thomas Aquinas schaut auf ihn, – wie auch im Leben.
Neben dem Papst, der zur Rechten Bonaventuras steht, ist der Dominikaner THOMAS VON AQUIN (1225–1274) mit breitem, unbedecktem Kopf und der dunklen Dominikanerkutte dargestellt. Im Hintergrund verläuft der Horizont so, daß die Horizontlinie genau hinter den Augen des Thomas hindurchgeht. – Das Haupt des Thomas, im Fresko von Raphael so eindrucksvoll-kräftig gestaltet, faßte zum ersten Mal die irdischen Gedanken, die das philosophische und das theologische Denken zu einer universellen Wissenschaftlichkeit hingeführt haben. Hierdurch entstand – als Blüte der Scholastik – eine globale Synthese von Glauben und Wissen. – Thomas befand sich in einer entscheidenden geistigen Auseinandersetzung, in einem Kampf mit den arabischen Philosophen seiner Zeit. Diese waren dabei, den großen Philosophen der Antike, Aristoteles, in unzureichenden Übersetzungen und im Sinne einer zum Islam tendierenden Auffassung in das Abendland einzuführen. Der große dominikanische Denker griff Aristoteles auf und zeigte, wie dessen wissenschaftliches Denken mit dem des Christentums zusammengehen kann. Obwohl das arabistisch geprägte Denken weite Kreise der christlichen Denker schon durchsetzt hatte, gelang Thomas die Überwindung dieses drohenden Einflusses. Dieser Einfluß stellt die menschliche Freiheit in Frage, um sie am Ende zu verneinen. In der Sicht der arabischen Anschauung kommt dem Menschen kein eigenes individuelles Denken zu; seine Gedanken sind nur Teil einer allgemeinen übersinnlichen Gedankenwelt. Damit hat der Mensch auch kein wahres Ich, das eigene Gedanken schöpferisch hervorbringen könnte. Die Überwindung dieses Einflusses durch ein christliches Denken, das durch die Methodik des Aristoteles wissenschaftlich fundiert wurde, bedeutete die Offenhaltung der Freiheitsverheißung und der Ich-Findung, die im Christentum leben. Thomas von Aquin und die ihm folgenden Denker wurden zu Bewahrern dieser Verheißung. – Eine Begebenheit am Rande der Lehrwirksamkeit des Thomas zeigt, welchen Wert er auf die freie Entfaltung des Denkens legte. Die ‹Summa Theologiae› ist die begründende Zusammenfassung seines

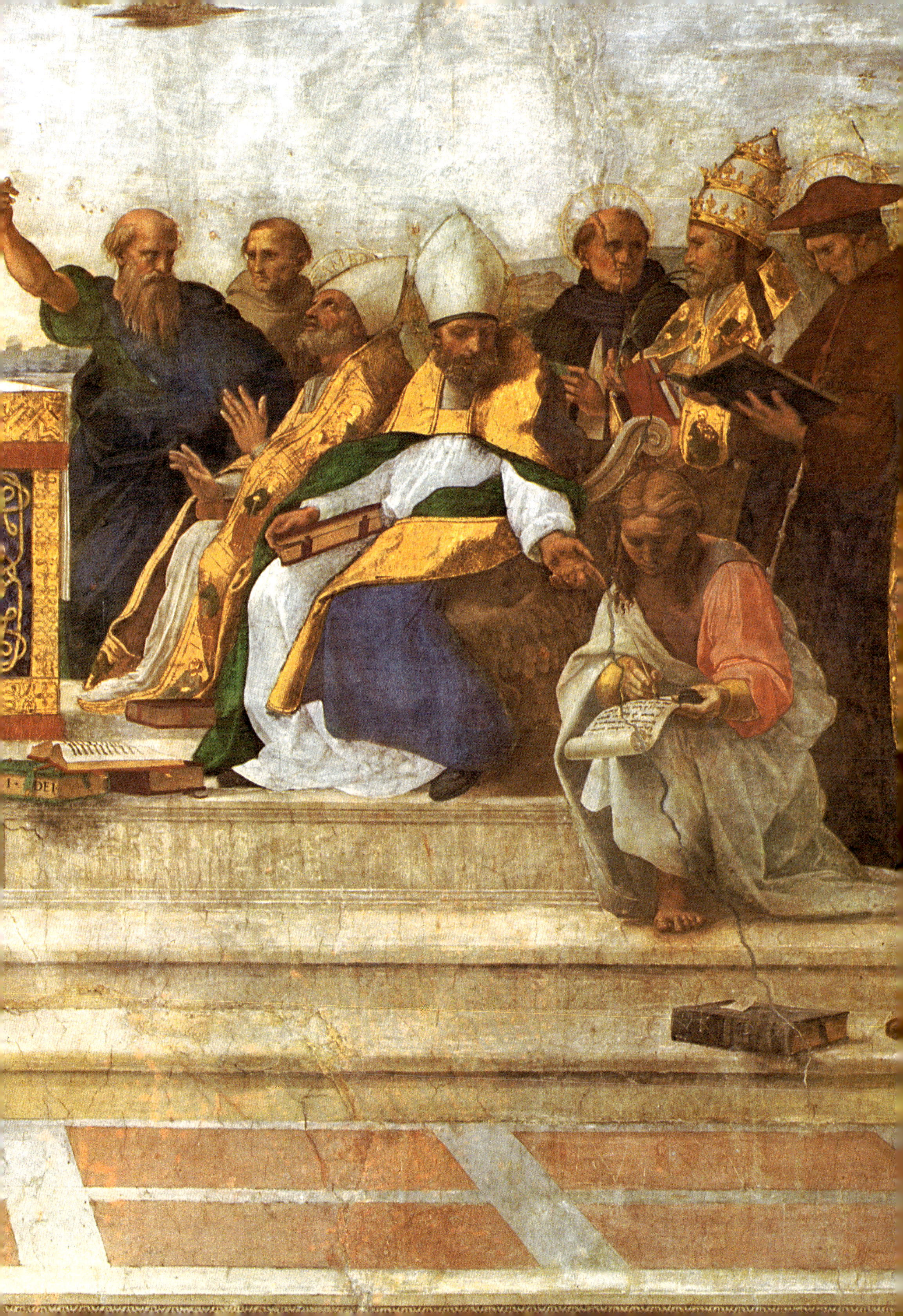

Denkens. Noch umfassender erscheinen manchen Kennern die ‹Quaestiones Disputatae›. Sie sind der Niederschlag von Vorlesungen, bei denen ein bestimmter Text vom Vortragenden in Frage gestellt wurde. Die hieraus entstehende Disputation ergab den eigentlichen Inhalt der Vorlesung; sie wurde nachher schriftlich zusammengefaßt. So entstanden die ‹Quaestiones Disputatae›. Einmal beklagte sich ein Teilnehmer über die Methode des ‹In-Frage-Stellens›, er wolle sich für eine reine und schlichte Form des Gehorsams gegenüber der Autorität Gottes einsetzen. Thomas antwortete: «Gewiß werdet Ihr auf Grund von Autoritäten die Wahrheit erlangen, aber Ihr werdet mit leerem Kopf davongehen». – Diese Art des Disputes war eine Hochform des damaligen geistigen Lebens; sie ist das Wirklichkeits-Urbild, das der Darstellung Raphaels in der ‹Disputa› zugrunde liegt. – Thomas erhielt von seiner Nachwelt drei Namen, die den gewaltigen Spannraum seines Wesens beschrieben: Doctor Angelicus, Doctor Venerabilis (ehrwürdiger Lehrer) und Doctor Communis (allgemeiner Lehrer).

Wie ein Ausdruck urchristlichen Lebens steht zwischen Thomas und Bonaventura ein Papst. Seine Tiara steht noch aufrecht, er hat den Palmenzweig, Zeichen des Märtyrertums, in der Hand. Es ist der Tradition nach einer der ersten Päpste des frühen Christentums. Nach den spärlichen Überlieferungen verlor er sein Leben während der Christenverfolgungen unter dem Kaiser Domitian, der im Jahre 81 den Thron bestieg. Sein Name wird mit ANENKLETOS oder ANAKLET I. angegeben.

Vor Thomas von Aquin sitzt auf einem breiten, thronähnlichen Sessel der Bischof und große Kirchenlehrer AUGUSTINUS (354–430). Seine linke Hand weist in Richtung einer im Knien schreibenden Gestalt; sein Kopf wendet sich dieser Gestalt zu; sie schreibt, was Augustinus diktiert. Die rechte Hand des Bischofs hält ein auf seinem Knie liegendes Buch. – Dieser Vorgang ist der Wirklichkeit entnommen. In seinen späteren Jahren, als Augustinus Bischof in Nordafrika war, diktierte er seine vielen Werke. Daher sind diese von dem Impuls seines Redestroms erfüllt. – Augustinus war Nordafrikaner. Als Lehrer der Rhetorik kam er nach Rom. Obwohl seine Mutter Monika Christin war, suchte er sich einen Weg durch verschiedene Weltanschauungen: die Lebensauffassung Ciceros, Manichäismus, Skeptizismus, Stoa und Neuplatonismus kennzeichnen seinen Weg. In Mailand hörte er öfters die Predigten des Bischofs Ambrosius; er hörte sie der Sprache wegen gerne. Die christliche Substanz der Predigten bewirkte schließlich die Bekehrung des Augustinus; er wurde von Ambrosius im Jahre 387 getauft.

Augustinus erhob sich zu einem der größten Denker des Abendlandes; eine auf das Irdische gerichtete Gedankenstruktur der katholischen Kirche ging im wesentlichen von ihm aus. In das christliche Denken fügte er einen neuplatonischen Impuls, der die Seele des Menschen so in den Vordergrund stellt, daß sein Leib nur als das vorübergehend angezogene Kleid erscheint. Der irdische Leib aber ist so tief von der Erbsünde geprägt, daß er überwiegend schlecht ist und so in Konflikt mit der Seele gerät. Das Übergewicht des Seelischen bei Augustinus enthüllt sich in dem schönen, aber gerade für das Christentum kritischen Wort: «Animam me amare, dixi, non animalia» (Die Seele, sagte ich, liebe ich, nicht das Beseelte) (Soliloquiae I. 7,5). Ein zwar verborgener, aber doch wirksamer vorchristlicher Dualismus lebte im Werke Augustinus' und prägte tief die Anschauungen der werdenden Kirche. Erst Thomas von Aquin überwand diesen bedrohlichen Dualismus und erfaßte die geistige Berechtigung der vollständigen Verleiblichung des Menschen. Durch dieses Schicksal kann der Mensch erst die Leibwerdung Gottes verstehen und damit den Erkenntniszugang zum Mysterium von Golgatha finden.

Die im Schreiben dienende, engelverwandte Gestalt neben Augustinus ist wie eine imaginative Erscheinung der einziehenden Christuskräfte in das Christentum und in die Seele Augustinus, der selber ein so vorbildlicher Diener der Kirche wurde. In ihrer engelartigen Schönheit enthüllt sie das Verhältnis des Menschen Augustinus zum Christentum, in dessen Wesen ein Abbild des Lebensleibes des Jesus von Nazareth wirksam war (R. Steiner). – Das Buch zu seinen Füßen ist mit den Anfangsbuchstaben des letzten großen Werkes von Augustinus versehen: DE · CI · DEI (DE CIVITATE DEI, Über den Gottesstaat).

Der Bischof AMBROSIUS (339–397) sitzt an Augustinus' rechter Seite; als einziger Vertreter der Kirche in dieser Versammlung schaut er nach oben. Diese Haltung war Ausdruck seines Christentums, das sich an der Sonne orientierte. Christus war für ihn der irdische Verwirklicher der Macht, die hinter dem griechischen Gotte Helios steht. In einem der kirchlichen Lieder des Ambrosius heißt es über Christus: «Du selbst sei unser Tageslicht, das uns aus geistigem Schlummer weckt.» – In der Zeit, als Ambrosius Bischof wurde, bekleidete er ein hohes staatsmännisches Amt als Leiter der Provinzialverwaltung Norditaliens, war Redner und Staatsmann. Ambrosius hatte eine christliche Erziehung empfangen. Als Bischof in Mailand setzte er sich für die Anschauung des Athanasius ein; diese wurde die rechtgläubige genannt. Sie wendete sich gegen die Auffassung der Arianer, die besonders stark im Osten und in den germanischen Ländern verbreitet war. Arius, ein Presbyter aus Alexandrien, vertrat die Meinung, Christus als Jesus sei nur gottähnlich und nicht gottgleich. Athanasius vertrat die völlige Gottgleichheit des Jesus Christus. Diese gegensätzlichen Anschauungen führten zu heftigen Streitigkeiten in vielen Ländern während des ganzen vierten Jahrhunderts. Durch den Einfluß des Ambrosius verblieb ganz Italien athanasianisch.

Dieser Bischof wurde bekannt als Dichter und Komponist durch seine Kirchenlieder und Hymnen; das ‹Te Deum›, der ‹ambrosianische› Kirchengesang, trägt noch seinen Namen. Eine Anzahl seiner Hymnen wurden in das katholische Priesterbrevier aufgenommen. In der Christengemeinschaft, der Bewegung für religiöse Erneuerung in der Gegenwart, wird der Text eines Hymnus von Ambrosius als Gemeindelied verwendet. Dieser zeigt, wie seine Christus-Erkenntnis von kosmischen und sinnenhaften Erlebnissen ausgeht:

«Splendor paternae gloriae,
De luce lucem proferens,
Lux lucis, et fons luminis,
Diem dies illuminans:
Verusque sol illabere,
Micans nitore perpeti:
Iubarque sancti Spiritus
Infunde nostris sensibus.»

«Abglanz der Vaterherrlichkeit,
Des Lichtes Licht,
Der Lichter Quell,
Als Tag den Tag Durchscheinender:
Als Wahrheitssonne neige Dich
An ewigem Glanze übervoll
Und gieß des Heiligen Geistes Flut
Tief in unserer Sinne Kelche.»

In diesen Zeilen fließt ein umfassendes Natur- und Welterleben zusammen mit urchristlicher Religiosität. Ambrosius verbindet vollkommene Weltlichkeit mit vollkommener Frömmigkeit. Dies war wohl der tiefere Grund, warum der weltlich gesinnte Augustinus von ihm bekehrt werden konnte. Dieser sagte von Ambrosius, er sei ein «Gnadengeschenk für den christlichen Glauben». Raphael konnte mit mehrfacher Begründung Ambrosius neben Augustinus mit einer nach oben gewendeter, staunender Gebärde abbilden. Ambrosius schaut auf die Sonne des Heiligen Geistes.

Im Hintergrund des aufschauenden Ambrosius ist ein Mönch abgebildet. Er steht als einzige Gestalt an einem ungewöhnlichen Platz, nämlich im Raume hinter dem Altar. Dieser Mönch ist von Fra Angelico in San Marco oft abgebildet worden; die Porträtähnlichkeit ist vorhanden. Es ist der Begründer des Dominikaner-Ordens, DOMINIKUS (1181–1221), aus dem Geschlecht der Guzmán. Raphael hat ihn auf diesem Fresko fast gleich dargestellt wie den Dominikaner Thomas von Aquin und damit ihre Verwandtschaft als Denker deutlich zum Ausdruck gebracht. Auffallend ist jedoch, daß Dominikus nicht den dunklen Ordensmantel trägt. Julius II. und sein Onkel Sixtus IV. waren Franziskaner, desgleichen Bonaventura. Im Auftrag für das Fresko überwog das franziskanische Element. – Die beiden Orden waren sich oft nicht wohlgesonnen. Zwischen ihnen herrschten vielfach kräftige Rivalitäten. Hinzu kam das neuerliche dramatische Auftreten des Dominikaners Savonarola, der das Ansehen des Papsttums erschütterte. Auch waren die Dominikaner in die Inquisition hineingezogen worden. Unter diesen Umständen war es das beste, Dominikus unauffällig darzustellen und somit in die Zeit seines Lebens zurückzugehen, wo der eigentliche und ursprüngliche dominikanische Impuls, noch vor der Grundlegung des Ordens, entstand. Er wurde ins Leben gerufen durch die Begegnung des aus Osma in Spanien kommenden jungen Chorherrn Dominikus mit den sogenannten Ketzerbewegungen in Südfrankreich. Dominikus erlebte die Notwendigkeit, diese verschiedenen, sich von der Kirche trennenden Strömungen wieder zu dieser zurückzuführen. Diese Wiedereingliederung sollte durch Überredung und fundierte theologische Darstellung geschehen. Hierzu suchte sich Dominikus Gleichgesinnte; so entstanden die Fratres Praedikatores, die Predigermönche, die zum Dominikaner-Orden wurden. Im Gegensatz zu den Franziskanern legten diese besonderen Wert auf die Lehre. Der Orden breitete sich schnell aus und wirkte vor allem an den entstehenden europäischen Universitäten. Auf Grund der gediegenen theologischen Bildung wurde der Orden später zu den Ketzerprozessen und zur Inquisition herangezogen (1232). Die Dominikaner stellten auch die Malerei in den Dienst ihrer Verkündigung, wie in San Marco in Florenz.

Die Tat des Dominikus führte zur Gründung des Personenverbandes, in dem dann Thomas von Aquin sein universelles Werk vollbringen konnte. Der Prediger-Orden bildete die Grundlage für eine Gedankenentfaltung, die das Christentum auf dem Feld der Vernunft und des Verstandes voll zur Blüte brachte. Thomas vollendete den Gedankenimpuls des Dominikus. Diese geistige Verbundenheit hat Raphael gesehen. In seiner Darstellung ist die Haltung des Dominikus in deutlicher Übereinstimmung mit Thomas von Aquin; zugleich steht er auf der entsprechend anderen Altarseite wie Franziskus. Der ungewöhnliche Ort, an dem Dominikus steht, ist auch Ausdruck seines schwer zu erfassenden Wesens, das fast nur in seinem Werk der Ordensbegründung zu finden ist. Der noch junge Dominikus – noch nicht im Ordensgewand – blickt im Fresko aus dem Erkenntnisraum des Altarhintergrundes mit Nüchternheit auf das Altargeheimnis. Aus seiner tiefen Verbundenheit mit dem Altarsakrament schöpfte der spätere Begründer des Dominikaner-Ordens seine Gedankenkraft und seine Erkenntnisse. Diese durchdrangen dann als Willensimpulse seinen Orden, so daß dieser später die ‹Zierde des Ordens›, Thomas von Aquin, aufnehmen und erkennen konnte.

Die nach oben weisende Gestalt neben dem Altar verbindet die höheren Sphären mit der unteren physischen Welt. Sie zeigt nach oben, blickt aber nach unten. Haltung und Gebärde sind ganz in die verbindende Bewegung eingegangen. Die Art der Gewandung dieses Mannes wirkt geheimnisvoll; sie steht im Widerspruch zur großen Altarnähe, indem sie nicht einem Manne der Kirche angehört. Als einzige unter allen vordergründigen Gestalten trägt sie eine fast einheitliche Farbe. Das dunkle, schattenreiche Grün des Mantels klingt zusammen mit dem helleren Grün auf dem Antependium des Altars. Zeigt die kräftig bewegte Gebärde dieser Gestalt auf ein Bestimmtes in der oberen Welt? Die von dieser Gebärde ausgehende Bewegung führt zum zentralen Raum zwischen Christus und Johannes, führt zu Johannes dem Täufer selbst. – Der Kopf dieses Mannes mit dem markanten Gesicht und dem langen Bart trägt Züge des Prophetischen oder die eines Weisen; auch könnte es ein antiker Magier sein. – Ein Bezug ist gegeben in der Verbindung mit dem Kirchenvater Ambrosius; dieser schaut hinauf, indem er der Weisung der nach oben zeigenden Gestalt zu folgen scheint. Trägt diese Gestalt am Altar – wie Ambrosius – sonnenhafte Christus-Erkenntnisse in sich? Ein entsprechender Lehrer des Ambrosius ist nicht bekannt. Ist die weisende Gestalt ein Lehrer, der, wie die Gebärde in Raphaels Darstellung enthüllt, die Seelen und Geister der oberen mit den Menschen und Wesen der unteren Welt verbindet?

Es ist bisher weniger beachtet worden, welche Bedeutung Leonardo da Vinci als Impulsator Raphaels gehabt hat. Der Urbinate war auch ein Meister im Nachbilden und in der Verarbeitung anderer Stile und Techniken. Doch ist Leonardos Einfluß nicht unmittelbar sichtbar. Raphael ist bekannt als Schüler Peruginos; die ‹Disputa› zeigt den Einfluß dieses Lehrers. In der ‹Schule von Athen› sind die künstlerischen Durchbrüche Michelangelos sichtbar. Wo erscheint Leonardo? – Als sein ‹Abendmahl› 1498 vollendet gezeigt werden konnte, war Raphael etwa 15 Jahre alt und dabei, seine Lehrjahre zu beenden. Die Entstehung des ‹Abendmahles› war ein geistig-künstlerischer Schritt, der in neue Zeiten hineinführte; das

Bild wirkte wie ein Seelenschock. Denn der zusammengefaßte Sinn alles irdischen Daseins war in dieser einen Darstellung zu finden (R. Steiner). Ob nun Raphael auf seinen Wanderungen und Reisen das Original oder gute Kopien sah, – der Eindruck auf sein einzigartig offenes Künstlergemüt muß unübersehbar groß gewesen sein, doch war auch der Schicksalsabstand groß zwischen beiden Malern. Leonardos Werk war aus dem Todeserlebnis geboren, Raphaels Malen entstand aus dem geoffenbarten Leben. Darum zeigen sich zunächst wenig Spuren des um eine Generation Älteren in Raphaels Werk. Und doch wußte Raphael von der Tat Leonardos. Das Blau des Petrus, der rote Überwurf Johannes des Evangelisten, die Art ihrer Gewandung auf der ‹Disputa›, – sie alle sind der Sprache Leonardos entnommen und auf dem ‹Abendmahl› zu finden. – Raphael stellt LEONARDO DA VINCI (1452–1519) neben dem Altar dar als den nach oben Weisenden; er zeigt mit ähnlicher Gebärde wie sein ‹Johannes der Täufer› in die Sphäre der Christus- und Jünger-Darstellungen hinein, die er als Seher so neu und umfassend am ‹Abendmahls›-Tisch erfaßt hat. Eine späte, genaue Bestätigung dieses Täufer-Zusammenhanges ist das von Raphael um 1520 gemalte Bild ‹Johannes der Täufer› (Florenz, Accademia). Haltung, Gebärde und Bewegung sind fast identisch mit der Geistgestalt Leonardos in der ‹Disputa›. Raphael enthüllt in diesem Fresko, daß Leonardo einer der großen ‹Theologen› ist. Und wenn die Geistgebärde Leonardos in doppelter Weise die Beziehung zu Johannes dem Täufer herstellt, so offenbart dies die Aufgabe, die Leonardo für das Voranschreiten der Kunst und des Geistes in dem Künstler-Schicksalsumkreis des damaligen Christentums übernommen hatte. Leonardo war der Vorläufer, der Vorverkünder der neu entstehenden Kunst- und Wissensoffenbarung. Die geheimnisvollen Täufer-Darstellungen Leonardos, deren eine er bis zu seinem Tode in Amboise bei sich behielt, offenbaren die Verbundenheit seines Geistes mit der Mission des Täufers.

Die vom jugendlich-raphaelischen Genius ausgelöste innere Motivbewegung der Darstellung ist nach einem Umweg über die andere Bildseite am Altar auf der unteren Bildebene an ein Ende gekommen. Dieser Bewegungsverlauf wird wieder in die seelisch-geistige Welt geleitet, wo erst der ‹Disput› das wirkliche Wesen der auf dem Altar stattfindenden Transsubstantiation erfassen kann. Irdische Gedanken reichten bis zu den Zeiten Raphaels und auch während seiner Zeit nicht an die Altargeschehnisse heran. Das zeigten eindeutig die vergangenen Auseinandersetzungen über dieses Thema und noch deutlicher die religionsgeschichtlichen Entwicklungen der Zeit, wo in den reformatorischen Bewegungen des Protestantismus zwar an der Anwesenheit der Christus-Leiblichkeit festgehalten wird, aber die alte Empfindungserkenntnis über die Transsubstantiation völlig verloren geht. Im extremen Fall war dann das Altargeschehen nur noch eine äußere Gedächtnisfeier für ein in der Vergangenheit abgeschlossenes Ereignis. Der ‹Disput› über die Tatsache der Verwandlung am Altar konnte in Wirklichkeit noch gar nicht stattfinden; dazu waren die menschlichen Erkenntnisfähigkeiten nicht herangereift. So läßt Raphael auch mit geistgeschautem Recht keine einzige Gestalt dieser bedeutsamen Versammlung auf die leuchtende Hostie des Altargeschehens hinblicken. Auf dem ‹Abendmahl› – zwölf Jahre zuvor – hatte Leonardo es gewagt, dies in der Gestalt Jacobus des Älteren zu tun. Doch auf der ‹Disputa› läßt Raphael die an dem Altar nach oben weisende prophetische Gestalt, die disputierte Erkenntnisfrage an die seelisch-geistige Welt zurückgeben, wo ihre Wirklichkeit in der Gestalt des Christus hergekommen war und wo sie in dieser Zeit noch hingehörte. Denn noch war das wahre Hinblicken auf das Altargeschehen ein apokalyptisches Ereignis.

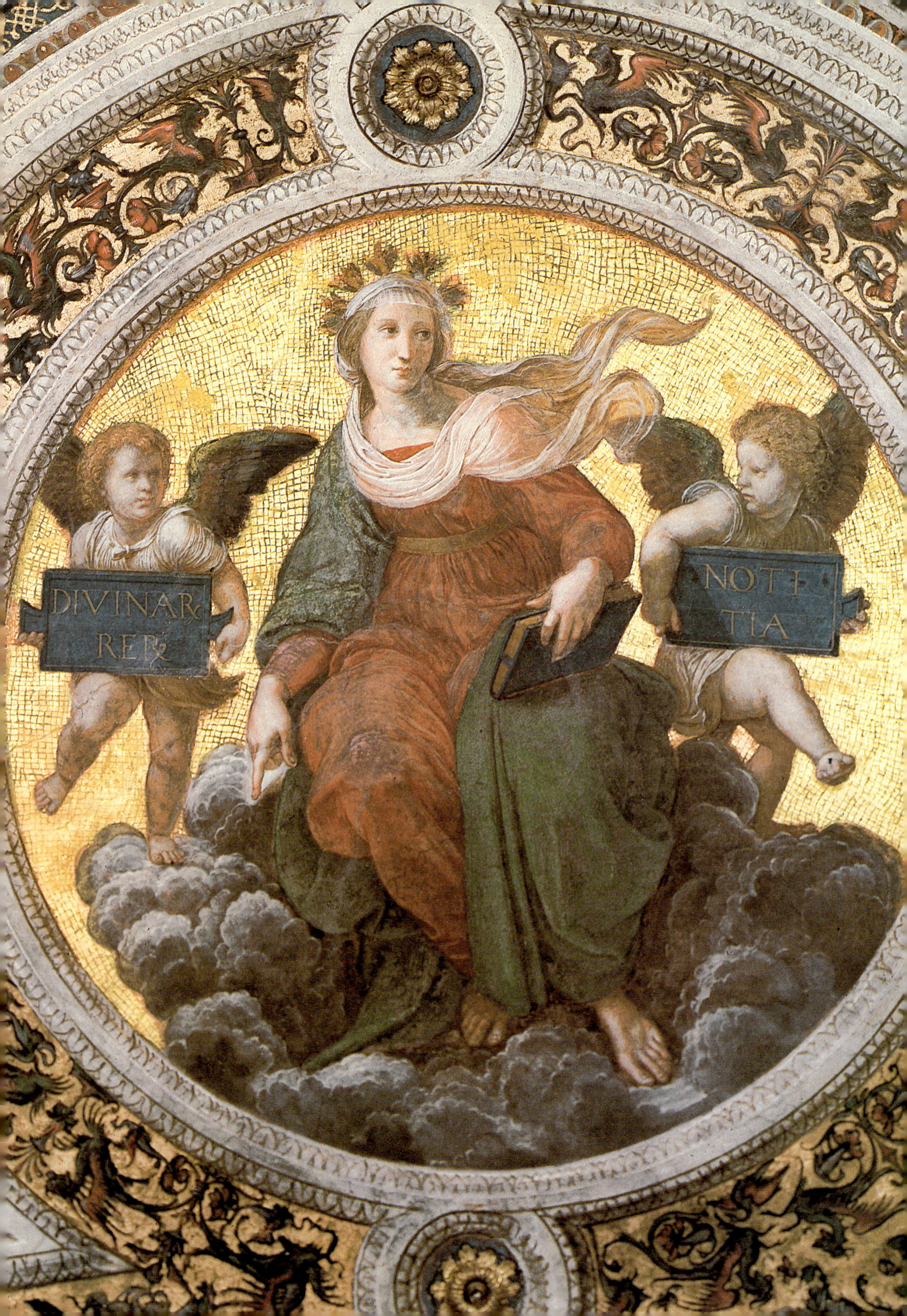
DIVINAR
RER
NOTI
TIA

DIE DECKEN-MEDAILLONS

An der Decke über den Fresken ist für jedes Wandbild jeweils ein Medaillon gemalt mit einer bildhaft-begrifflichen Motivdarstellung des darunter befindlichen Gemäldes. In allen vier Medaillons sind es allegorische Frauengestalten, die Bücher, Schwert oder Leier halten. Sie sitzen auf zusammengeballten farbigen Wolken und neben ihnen halten kleine Putten Tafeln, worauf das Bildmotiv auf lateinisch geschrieben steht. Die Frauengestalt der Theologie hält in der Linken ein Buch und zeigt mit der rechten Hand nach unten. Ihr Gewand ist durchgehend kräftig rot, mit einem grünen Überwurf; ihr Halstuch weht im Winde. Auf den Tafeln der Putten steht: DIVINAR(UM) RER(UM) NOTITIA (Der göttlichen Dinge Niederschrift).

Die Frauengestalt über der ‹Schule von Athen› sitzt auf einer Art Thron. Die Armlehnen werden nach vorne von säulenartigen Figuren abgeschlossen. Es sind stilisierte Artemis-Figuren (Diana Polymastos), vielbrüstig und mit helmartigen, figurenreichen Kronen, die zu Viergetieren gestaltet sind. Die Frauengestalt hält zwei Bücher; auf dem linken Knie liegt ein Buch mit grünem Deckel, das sie mit der rechten Hand hält, der Titel ist: NATURALIS. Auf diesem steht senkrecht das andere Buch, das oben mit der Linken gehalten wird. Es trägt die Aufschrift MORALIA; dieser Deckel ist hellrot. Die Gewandung der weiblichen Gestalt ist in mehreren Abschnitten waagrecht unterteilt und in verschiedenen Farben ausgeführt. Das sternenbesäte hellblaue Kleid ist nur am Oberkörper sichtbar; den Unterkörper bedeckt ein grünes Oberkleid mit Abbildungen von Fischen und Wassertieren, zu den Füßen hin ist dieses überdeckt von einem hellbraunen Schal, der Blättermotive zeigt; über dem Schoß liegt ein roter Schleier, der Ober- und Untergewand gleichzeitig teilweise bedeckt. Auf den Tafeln der Putten steht geschrieben: CAUSARUM COGNITIO (Der Ursachen Erkenntnis). – Es sind die Inhalte der altgriechischen Mysterienstätte von Ephesus, die hier abgebildet sind. Die Göttin Artemis ist ein Wahrbild der Natur mit ihrem Überfluß. Das Kleid der Frauengestalt zeigt die vier Elemente von Luft, Feuer, Wasser und Erde. Die frühgriechischen Philosophen suchten den Ursprung der Schöpfung aus diesen Elementen abzuleiten. Für Aristoteles waren sie die grundlegenden Elemente überhaupt. All dieses Wissen ist zusammengefaßt in dem Buche der Frau: ‹Naturalis›. Heraklit, der große ephesische Philosoph, legte die Frucht seines Lebens nieder in dem Buch, das er dem Tempel in Ephesus übergab Es trug wahrscheinlich den Titel ‹Peri phýseōs›, ‹Von der Physis›, freier und richtiger übersetzt: ‹Vom Wesen der Welt nach ihrer Entstehung verstanden›. – Die Moral gründet im Leben auf der Natur wie das Buch ‹Moralia› auf dem Buch ‹Naturalis› in dem Medaillon. Die Moral war das Allerheiligste dieser Weisheitsstätte. Wie alle echte Moral war sie verborgen im Hintergrund als wirksame Kraft. Beide

Tempelinhalte können zusammengefaßt werden in dem Sinn der Worte ‹Der Ursachen Erkenntnis›. Sie bringen das eigentliche und wahre Wesen der Philosophie zum Ausdruck und sind das Bildmotiv der ‹Schule von Athen›. Es ist eine Aufgabe für ein Zeitalter.

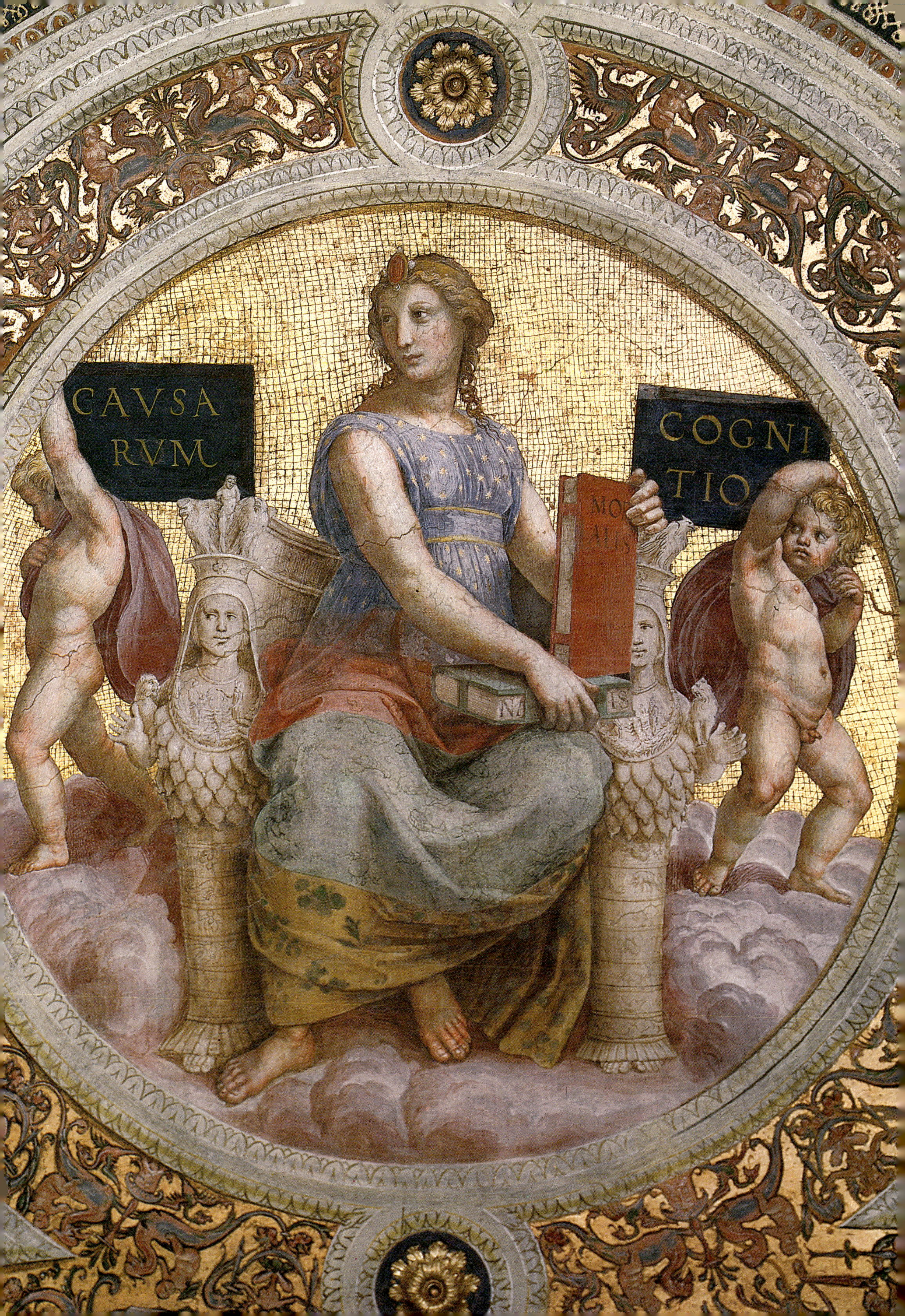
CAVSA
RVM
COGNI
TIO

SCHULE VON ATHEN

Obere Ebene

Im weitgeöffneten hellen Tempelraum steht oben in einer Wandnische der Gott Apollon; er hält eine Leier. Auf der anderen Seite des Tempels steht die Göttin Athene mit Speer (auf dem Fresko ist es jetzt ein Stab) und Schild auch in einer Nische. In derselben Art stehen andere Göttergestalten an den Wänden im Tempel. Dieser umgibt und umrundet die Menschengruppen auf verschiedenen Ebenen. In einem Dreiklang erheben sich die Tempelbögen; in den Höhen ist der blaue Himmel sichtbar und schattenloses Licht durchflutet die Hallen. – Den räumlichen Mittelpunkt bilden zwei Gestalten, deren Köpfe und Schultern vor den in der Ferne tiefliegenden Wolken erscheinen; sie schreiten langsam aus dem Hintergrunde in das Bild hinein. Die eine Gestalt zeigt nach oben, die andere deutet nach unten; zusammen mit vielen anderen Gestalten befinden sie sich auf der oberen Ebene des Bildes. Drei Stufen führen hinunter zu einer unteren Ebene; hier sind die anderen Gestalten im wesentlichen auf zwei große Gruppen verteilt, jede auf eine Bildseite.

Auch in der ‹Schule von Athen› gibt es das Element des Bewegungsanstoßes. Auf der Seite der Apollon-Nische läuft ein Bote mit fast nacktem Oberkörper und flatterndem Überwurf in das Bild hinein. Er hat einen Wächter passiert, der die Hand zum Gruß erhebt; eine zweite Gestalt am Eingang weist den Boten weiter an eine Menschengruppe. Der Bote trägt eine Schriftrolle und darunter ein Buch. Offensichtlich ist die Botschaft bedeutsam und umfassend, die Schriftrolle stammt aus der Antike, das Buch aus späteren Zeiten. – Doch wird dieser Bote wieder zurückgewiesen: der erhobene Arm einer Gestalt aus der Menschengruppe weist den Boten deutlich ab. Die Fortsetzung seines Laufes wäre die Umkehr. – Welche Botschaft sucht einen Eingang in die obere Bildebene? Diese Frage muß zunächst noch offenbleiben.

Die Menschengruppe, auf die der Bote zuläuft, sammelt sich um eine Gestalt, welche spricht und ihre Argumente mit den Fingern verdeutlicht. Sie trägt ein einfarbig-grünes Gewand und ist im Profil dargestellt. Es ist der Philosoph SOKRATES (um 470–399 v. Chr.). – Sokrates war ein einfacher Mensch aus dem Volke. Er erlernte den Beruf seines Vaters: Bildhauer und Steinmetz, ging aber bald dazu über, in Athen die Menschen anzusprechen, um sie zum Denken anzuregen. So wurde er zum Straßenphilosophen. Bei mehreren Feldzügen kämpfte er als Infanterist und rettete hierbei einmal das Leben des späteren großen Feldherren Alkibiades. In höherem Alter wurde Sokrates zum Tode verurteilt. Ein von Demagogen aufgehetzter Pöbel veranlaßte das Urteil, das begründet wurde mit Gottlosigkeit und Verführung der Jugend. – Raphael hat Sokrates so dargestellt, wie man ihn hätte sehen können in einer real-geschichtlichen Szene in den Straßen Athens: er argumentiert, und Menschen hören ihm zu.

Der Philosoph Sokrates leistete dem heraufkommenden Denken seines Zeitalters die entscheidende Hilfe. Im Zuge der Menschheitsentwicklung begann der irdische Gedanke zu erwachen. Das alte kosmogonische Erleben und das dazugehörige mythische Bilderdenken verdämmerten. In den Menschen war dies ein dramatischer und gefährlicher Übergang. Der bare Rationalismus konnte das alte Bilderschauen ablösen und nichts mehr übriglassen als ödes Verstandeswissen. Der hervorzubringende tiefere Denkprozeß ist ein anderer; Sokrates versuchte, ihn anzuregen. Dieser Denkvorgang hat eine logische Vernunftseite, die geübt werden muß. Das tat Sokrates vornehmlich mit der Jugend; es war die Geburt des logischen Denkens im Abendlande; sie fand auf der Straße statt. Doch Sokrates inaugurierte auch die andere Seite dieses Vorganges: die ethisch-moralische. Er stellte die Frage nach dem Guten. In den Lehrsälen der Rhetoren (heute: Professoren) begann er, bohrende Fragen zu stellen. Diese Lehrer beanspruchten, das Gute zu kennen, und meinten, es lehren zu können. Durch einengendes Fragen enthüllt Sokrates den Rhetoren, daß sie nicht imstande sind, das Wesen des Guten zu lehren; das Gute ist ein übersinnliches Ziel, ein Ideal, das im Leben in immer neuen Verhältnissen verwirklicht werden muß. An das Ideal reicht der aufkommende Verstand zunächst nicht heran. Das Ideal betrifft die Ethik und die moralische Haltung des Menschen. – Sokrates wurde so der Begründer der Logik und der ethischen Ideale, die im Denkvorgang sich als übersinnliche Kräfte offenbaren. In diesem Sinne ging Sokrates durch den Tod; sein Sterben konnte dadurch in der Antike die Wirkung eines geistigen Sonnenaufgangs haben. – Mit diesem denkerischen Idealismus rang dann sein Schüler Platon, sowohl im Denken als auch im Leben.

Sokrates gegenüber steht in vornehmer Rüstung der griechische Feldherr und spätere Staatsmann ALKIBIADES (um 450–404 v. Chr.). Er war ein Schüler des Sokrates, bekannt als verwöhnter Jüngling, der aus einer reichen und angesehenen athenischen Familie stammte. Es gab kaum einen Menschen, der Einfluß auf den jungen Alkibiades hatte. Doch er hörte auf Sokrates. – Alkibiades lebte im Athen des perikleischen Zeitalters. Der Stadtstaat stellte eine nationale Macht dar, die immer weiter ausgedehnt wurde. Alkibiades schlug den Athenern vor, Sizilien zu erobern. Da er als genialer Feldherr bekannt war, folgten die Athener seinem Vorschlag. Er wurde der Leiter der hierfür ausersehenen Expedition. Doch Alkibiades hatte viele Neider und Feinde; als die Flotte schon auf hoher See war, wurde er denunziert. In der Nacht vor seiner Abfahrt waren eine große Anzahl kleiner Kultpfeiler, Steinsäulen mit Götterköpfen, Hermen genannt, beschädigt worden. Diese Schändung ging in die Geschichte ein als der «Hermenfrevel» (415 v. Chr.). Alkibiades wurde als Täter beschuldigt und angeklagt, die Mysterien entweiht zu haben. Es war bekannt, daß er zu den «Aufgeklärten» gehörte. Daher wurde die Beschuldigung allgemein geglaubt. – Die Sizilien-Expedition mißlang unter kläglichen und tragischen Umständen. Alkibiades kehrte nicht nach Athen zurück, sondern wechselte über zu den Feinden nach Sparta. Mit den Spartanern kämpfte er dann gegen die Athener. Nach Konflikten in Sparta ging er zu den Persern über. Die Athener besannen sich nach einiger Zeit und riefen ihn in seine Heimatstadt zurück. Hier feierte er einen triumphalen Einzug. Doch wieder entstanden Wirren und Intrigen in Athen. Alkibiades wurde aus dem Staatsdienst

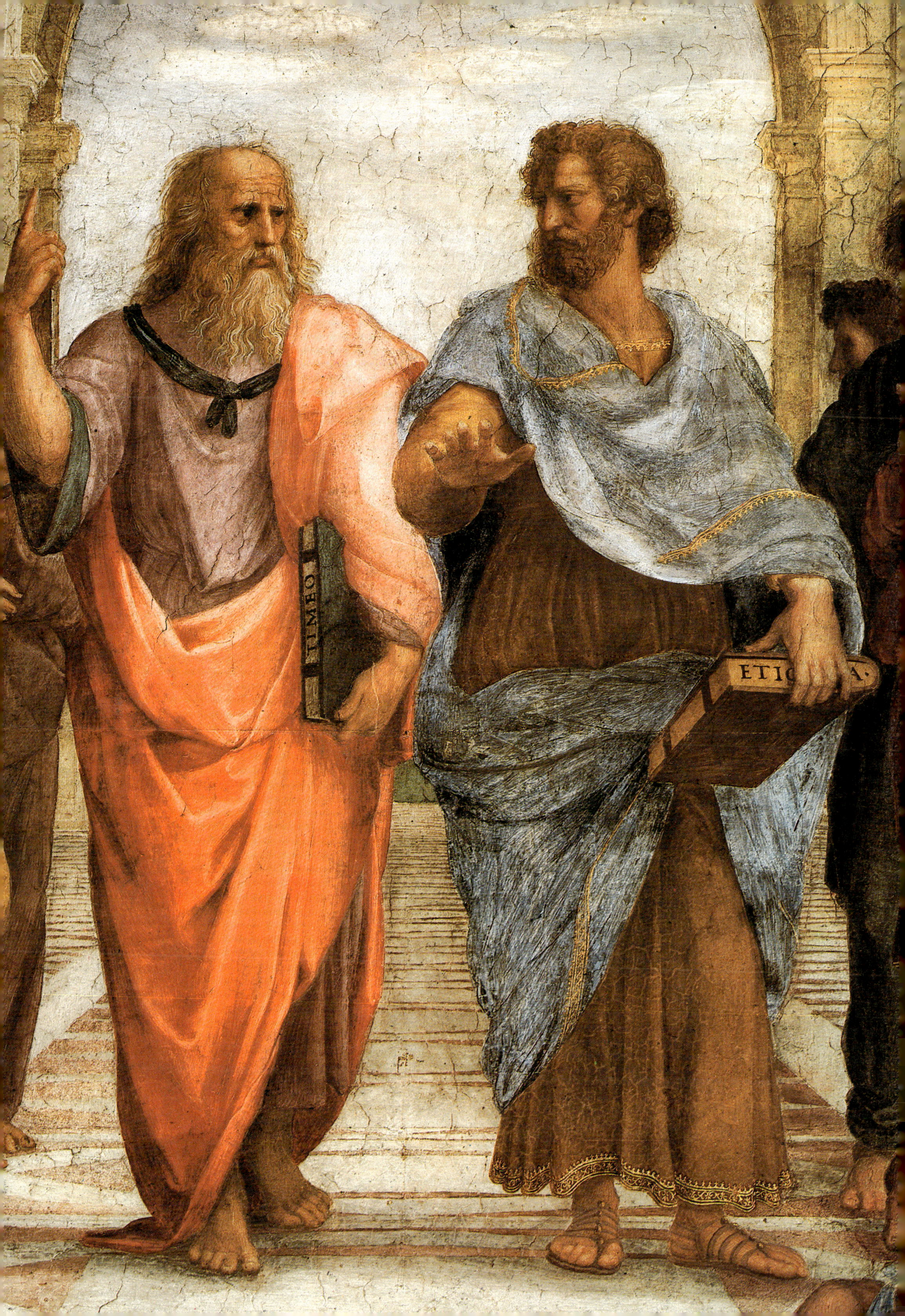
TIMEO
ETIC A

ausgestoßen. Hierauf kehrte er wieder nach Persien zurück. Der Grieche Lysander ließ ihn schließlich dort ermorden. – Das Schicksal des Alkibiades brachte zur Erscheinung, wie mit dem heraufkommenden persönlichen Denken auch die Verbindung zur Volksgemeinschaft und zum Staat gelockert wurde. In diesem Denken sind kosmopolitische Impulse wirksam. Der Stadtstaat Athen konnte Alkibiades nicht tragen und umgekehrt: Alkibiades konnte sich in diesem Stadtstaat allein nicht mehr zurechtfinden. Das Kosmopolitische tritt bei diesem Staatsmann und Feldherrn noch verzerrt auf, aber es ist in echten Zügen vorhanden. Insofern war er ein Schüler des Sokrates. – Das zwischen diesen beiden waltende Schicksal hat als Frage bis in das 19. Jahrhundert weitergewirkt. Der Dichter Friedrich Hölderlin hat mit einigen Zeilen das besondere Verhältnis zwischen Sokrates und Alkibiades geschildert:

«Warum huldigst du, heiliger Sokrates,
Diesem Jüngling stets? Kennst du Größeres nicht?
Warum siehet mit Liebe,
Wie auf Götter, dein Aug' auf ihn?»

«Wer das Tiefste gedacht, liebt das Lebendigste,
Hohe Jugend versteht, wer in die Welt geblickt,
Und es neigen die Weisen
Oft am Ende zu Schönem sich.»

Die Worte Hölderlins sind eine poetische Beschreibung der Darstellung Raphaels in der ‹Schule von Athen›. Das Verhältnis des Feldherrn Alkibiades zu dem Philosophen Sokrates ist eine Schicksals-Vorstufe zu der späteren Begegnung zwischen Alexander dem Großen und Aristoteles.

An Alkibiades' linker Seite steht ein älterer Mann, der sich dem großen Feldherrn etwas zuneigt. Er trägt ein rotes Gewand und eine schwarze Kopfbedeckung, deren weißer Rand tief auf der Stirn liegt. Es ist der Onkel des Alkibiades, der große athenische Staatsmann PERIKLES (um 495–429 v. Chr.). Die meisten bekannten Abbildungen zeigen ihn mit einem Helm; er trug immer eine Kopfbedeckung wegen einer Deformation seines oberen Kopfteils. Beim Tode des Perikles war Alkibiades etwa 21 Jahre alt. In den Wirren der letzten Jahre seiner Macht muß Perikles mit Hoffnung und Erwartung auf die großen Begabungen seines heranwachsenden Neffen geschaut haben. In dieser Haltung hat Raphael die beiden dargestellt; dazu noch die Offenheit beider für die Rede des Sokrates. Denn dieser war oft im Hause des Perikles, um vor allem in einen Gedankenaustausch mit Aspasia zu treten, der zweiten Gattin des Staatsmannes. – Das Monument des Perikleischen Zeitalters sieht jeder Athenbesucher noch heute: die Akropolis mit Parthenon und Propyläen. Nicht mehr sichtbar ist die zwölf Meter hohe Säule aus Gold und Elfenbein der Athena Parthenos, das zentrale Kultbild der Tempelanlage. Unter der Oberaufsicht des Bildhauers Phidias wurden diese Tempelbauten in den Blütejahren des Perikles erbaut. Sie waren ein weithin sichtbares Zeichen der neuen Polis, des neuen athenischen Bundesstaates, der durch den attisch-delischen Seebund begründet wurde. Durch die Entmachtung des alten Areopags (Gerichtshofes) hatte Perikles den entscheidenden Schritt zur heute bekannten Demokratie getan. Während einer Zeit von vierzig Jahren verwaltete Perikles wie ein Monarch diesen Staat; mit dem Erzfeind, den Spartanern, schloß er einen dreißigjährigen Frieden. Er erreichte vieles durch seine ungewöhnliche Redebegabung; es ist jedoch kein Wort von ihm authentisch überliefert. – Die Pestepidemie in den Jahren um 430 nahm erst zwei Söhne des Perikles hinweg und dann auch ihn selber.

Zwischen Perikles und Sokrates steht ein sehr junger Mensch. Seine Haltung und der goldgewirkte breite Saum seines hellblauen Übergewandes zeigt seine Abstammung aus angesehener Familie. Mit dem rechten Arm stützt er sich auf eine Gesimsecke der Tempelwände und stützt mit der Hand dieses Armes zugleich seinen Kopf; die Hand seines waagrechten linken Armes hält sich an derselben Gesimsecke fest. – Die Haltung drückt Lässigkeit und Überlegenheit aus; zugleich ist aber sein Interesse und seine große Hingabe an das Wort des Sokrates zu sehen. – XENOPHON (um 430 – um 354 v. Chr.), den Raphael hier abbildet, stammte, nach einigen Überlieferungen, aus dem Ritterstand und war ein Gegner der heraufkommenden Demokratie. Er traf Sokrates sehr früh als Jüngling und wurde sein begeisterter Schüler. Später hat er Erinnerungsbücher, die ‹Memorabilien›, über seinen Lehrer geschrieben und wurde dadurch zu einer wichtigen Quelle der Sokrates-Forschung. Diese Bücher waren als gegensätzliche Anschauung zu Platons Schilderungen verfaßt. Xenophon wurde Geschichtsschreiber und Schriftsteller. Er wurde berühmt durch die Ereignisse im Krieg gegen den persischen König Artaxerxes; dieser hatte mit Hilfe von Verrätern alle Feldherren der Griechen ermorden lassen. Xenophon übernahm das führerlose Heer und leitete es unter Abenteuern und Gefahren zurück an das Schwarze Meer. In seinem Werk ‹Anabasis› hat Xenophon diesen Feldzug geschildert.

In der Bildmitte schreiten die bereits erwähnten zwei Gestalten aus dem Hintergrund in den Tempel hinein; sie gehen miteinander und bringen gleichzeitig Gegensätze zum Ausdruck. Die eine Gestalt zeigt mit dem rechten Arm direkt in die Höhe; in der Linken hält sie ein Buch in der Senkrechten. Gleichzeitig schreitet sie deutlich auf den Betrachter zu. Die andere Gestalt streckt den rechten Arm nach vorne aus und hält den Unterarm waagrecht mit der geöffneten Handfläche nach unten und weist so auf den horizontalen Bereich der Erdoberfläche hin. Auch das auf dem linken Oberschenkel gehaltene Buch weicht in der Stellung wenig ab von der Horizontalen. Das Schreiten dieser Gestalt ist nicht so eindeutig. – Die beiden Gestalten sind – zunächst der Überlieferung nach – PLATON (427–347 v. Chr.), der nach oben zeigt, und ARISTOTELES (384–322 v. Chr.). Goethe hatte diese Gestalten vor sich, als er in seiner ‹Geschichte der Farbenlehre› (1. Teil, 3. Abt.) eine Seelenbeschreibung von ihnen gab: «Plato verhält sich zu der Welt wie ein seliger Geist, dem es beliebt, einige Zeit auf ihr zu herbergen. Es ist ihm nicht sowohl darum zu tun, sie kennenzulernen, weil er sie schon voraussetzt, als ihr dasjenige, was er mitbringt und was ihr so not tut, freundlich mitzuteilen. Er dringt in die Tiefen, mehr um sie mit seinem Wesen auszufüllen, als um sie zu erforschen. Er bewegt sich nach der Höhe, mit Sehnsucht, seines Ursprungs wieder teilhaft zu werden. Alles, was er äußert, bezieht sich auf ein ewig Ganzes, Gutes, Wahres, Schönes, dessen Forderung er in jedem Busen aufzuregen strebt. Was er sich im einzelnen von irdischem Wissen zueignet, schmilzt, ja man kann sagen, verdampft in seiner Methode, in seinem

Vortrag. – Aristoteles hingegen steht zu der Welt wie ein Mann, ein baumeisterlicher. Er ist nun einmal hier und soll hier wirken und schaffen. Er erkundigt sich nach dem Boden, aber nicht weiter, als bis er Grund findet. Von da bis zum Mittelpunkt der Erde ist ihm das übrige gleichgültig. Er umzieht einen ungeheuren Grundkreis für seine Gebäude, schafft Materialien von allen Seiten her, ordnet sie, schichtet sie auf und steigt so in regelmäßiger Form pyramidenartig in die Höhe, wenn Plato, einem Obelisken, ja einer spitzen Flamme gleich, den Himmel sucht.» Und im weiteren: «Ja wie die Völker, so teilen sich auch Jahrhunderte in die Verehrung des Plato und Aristoteles, bald friedlich, bald in heftigem Widerstreit; und es ist als ein großer Vorzug des unsrigen anzusehen, daß die Hochschätzung beider sich im Gleichgewichte hält, wie schon Raffael in der sogenannten Schule von Athen beide Männer gedacht und gegeneinanderübergestellt hat.»
Diese Mittelgestalten haben immer wieder zu Fragen Anlaß gegeben. Besonders im 19. Jahrhundert durch den Kunsthistoriker Herman Grimm, der vermeinte, in einer dieser Gestalten den predigenden Paulus zu sehen, wie er vor den Athenern steht. Auch Rudolf Steiner schloß sich zunächst dieser Auffassung an. – Was sprechen der Bildzusammenhang und die Phänomene aus?

Es war die Aufgabe Raphaels, auf dieser Wand die Geschichte der Philosophie, das Wesen (die Ursachen) der Erkenntnis darzustellen. Die Begründung der Platonischen Akademie durch Cosimo de'Medici (1389–1464) und die schon früher erfolgte Aufnahme der Gedankeninhalte des Aristoteles in das christliche Denken durch Thomas Aquino (1225–1274) zeigen, wie die großen Denker der Antike eine Wiedergeburt erlebten, die im Zeitalter Raphaels zu einem Kulturinhalt wurde. Die beiden Philosophen standen im Zentrum aller denkerischen Bemühungen. Durch diesen spirituellen und wissenschaftlichen Aufbruch waren die Denkimpulse des Platon und Aristoteles auf dem Wege, geistige Weltmächte innerhalb der Menschheit zu werden. So deutet es auch Goethe an. Können die beiden Denker anders als im Zentrum einer Darstellung der Philosophie und des Denkens stehen? Falls sie nicht im Zentrum stehen, wo wären sie im Bilde Raphaels – zumindest in symbolischer Gestalt – zu finden? Die Beantwortung dieser Frage ist bisher ausgeblieben.

Raphaels Darstellung der beiden großen Philosophen in der Bildmitte ist so genau, daß die geschriebenen Geschichtsdarstellungen der Philosophie Mühe haben, es seiner Darstellung gleichzutun. Die nach oben weisende Gestalt zeigt in die übersinnliche Welt. Für den Denker ist das zunächst die Welt der Ideen. Platon war der erste, der die übersinnliche Welt als einen umfassenden Ideenkosmos beschrieben hat. Dieser Kosmos ist primär, die irdische Schöpfung sekundär. Alles Geschaffene auf der Erde ist zuerst im Übersinnlichen als Idee vorhanden. Die Ideen als das Wesenhafte bleiben in dem Bereich des Überirdischen. Letztlich ist alles, womit es der Mensch im Erdenbereich zu tun hat, nur ein Abbild des Ideenkosmos. In diesem ist das Gute die Idee der Idee, die «Meta-Idee». – Diese Ideenlehre ist eine Weiterentwicklung und Erweiterung der Ideale des Sokrates. Platon rang – sowohl im Leben als auch im Denken – mit Sokrates' ethisch-idealen Forderungen. Im Leben gelang Platon nicht die Weiterführung der Ethik; an ihrer Stelle entstand die Ideenlehre. Das leuchtende Ideal des ewig Guten, von Sokrates aufgezeigt, manifestierte sich in der Idee, vervielfältigte sich und wurde zur Ideenwelt. – Platons Gewandung auf Raphaels Fresko bringt diese Seelen- und Geisteshaltung zum Ausdruck. Das an seinem Oberkörper sichtbare Untergewand ist violett. Es ist die Farbe der Verinnerlichung, die für den Überwurf des Vater-Gottes und für das Untergewand des Paulus auf der ‹Disputa› gebraucht wird. Das Übergewand des Platon ist leuchtend rot, läuft nach unten spitz zu; es schließt sich nach unten hin ab, nur an der Seite ist es zur Gestalt hin offen, die mit ihm schreitet. Im Rot bringt sich das Willenshafte zum Ausdruck, das sich jedoch hier nicht dem Unteren öffnet, sondern in sich gehalten bleibt. – Aristoteles weist auf die Erscheinungen des Irdischen hin. Ein blauer Überwurf umgibt seinen Körper; darunter ist ein braunes Gewand am Hals, in der Mitte und in der Beinregion sichtbar. Das Blau wird von Raphael dort verwendet, wo sich Gedankenimpulse von oben nach unten kräftig verwirklichen, etwa bei Petrus und Moses in der ‹Disputa›. Es deutet auf eine kosmisch-verbundene Gedankenstrukturierung, die sich verleiblicht. Das charakteristische Erdenbraun ist sonst nirgends auf diesem Fresko zu finden. Auch hier ist die Beziehung zur Erde unmißverständlich veranschaulicht und noch verdeutlicht durch die Offenheit des Gewandes nach unten. – Auf der Vorlagenskizze – dem Karton der Ambrosiana in Mailand – hat Raphael die Gesichtszüge des Aristoteles noch als seine eigenen dargestellt. – Die beiden Gestalten schreiten zusammen; es ist das Peripatieren, das Gehen, Sprechen und Denken, so wie es in der Platonischen Akademie in Athen gepflegt wurde. Hier war der junge Aristoteles Schüler des älteren Platon, so wie Raphael den Altersunterschied im Fresko auch veranschaulicht hat. – Nach Platons Tod wurde der Begriff «Peripatos» zum Namen der aristotelischen Schule – die Peripatetiker –, die in der Wandelhalle des Gymnasiums im Hain Lykeion in Attika ihre Wirkungsstätte hatte. Hier hielt Aristoteles seine öffentlichen Vorträge.

Es gab einen Augenblick in dem geistigen Verhältnis dieser beiden Philosophen zueinander, wo sie nicht mehr unmittelbar zusammengingen. Aristoteles hielt an in dem fließenden Schreiten mit Platon, das die fortwährende Lebendigkeit des platonischen Ideenkosmos zum Ausdruck brachte. Er hielt an, weil etwas völlig Neues im Bereich seiner Seele und seines Geistes aufgetaucht war, nämlich der tiefere Eindruck der äußeren Wahrnehmung. – Die Sinneswahrnehmung irdischer Erscheinungen hält den Lauf des Denkens auf; das Denken muß sich dem ruhenden Äußeren zuwenden. Aristoteles war im Sinne des damaligen Naturforschers eigentlich Zoologe; seine Arbeit führte ihn immer weiter in den Bereich der Sinneswahrnehmungen hinein. Da entstand der Augenblick, wo er erkannte, daß die Idee sich nicht nur im Übersinnlichen hält, wie es Platon darstellt, sondern daß sie sich im Sinnenhaften verleiblicht und auch das Denken vom Wahrnehmungsbereich her zur inneren Erscheinung gebracht werden kann. Es war die Geburtsstunde der Naturwissenschaft. – Genau diesen Augenblick hat Raphael in der ‹Schule von Athen› dargestellt. Aristoteles schreitet nicht mehr, er verlangsamt den Schritt und bringt die schreitende Bewegung zum Stillstand. Sein linker, hinausgestellter Fuß zeigt diese Abweichung. Das Wesen des Irdischen bringt das noch kosmisch impulsierte Denken in Ideen zum Stillstand. Der irdische Gedanke wird geboren und damit eine völlig neue Form des Denkens. Diese kannte Platon nicht.

Die aus dem sokratischen Ideal hervorgegangene Ideenlehre des Platon war durch Aristoteles im Erdenbereich angekommen. Das Denken, herangebildet an der Wahrnehmung der Natur, sollte in der Zukunft die ganze Menschheit ergreifen und zur Wissenschaft von der Natur werden. Der von Raphael dargestellte Augenblick war ein Zukunftskeim, der erst für die Menschheit aufging und zu blühen anfing zur Zeit der Renaissance. – So stehen mit Berechtigung die Titel auf den beiden Büchern: TIMEO in der Hand Platons und ETHICA in der Hand des Aristoteles. Der platonische Dialog ‹Timaios› ist nach dem pythagoräischen Philosophen Timaios aus Lokri benannt; er behandelt die pythagoräische Anschauung von der Entstehung der Weltseele aus den Gesetzen der Musik. Das Hauptwerk des Aristoteles über die Ethik umfaßt die zehn Bücher der ‹Nikomachischen Ethik› und ist nach seinem Sohn benannt; hinzu kommen die sieben Bücher der ‹Eudemeischen Ethik›, benannt nach seinem Schüler Eudemos.

Aristoteles schaut an Platon vorbei nach rechts hinüber auf eine Menschengruppe. Zuvorderst dieser Gruppe steht ein Jüngling mit über der Brust gekreuzten Armen. Er schaut hingebungsvoll auf Aristoteles; seine Gestalt zeigt Beweglichkeit und jugendliche Kraft. Ein verknotetes weißes Obergewand bedeckt den unteren Teil seiner Gestalt; an den Füßen trägt er Goldsandalen. Seine Haltung und das vornehme Weiß seiner goldgesäumten Gewandung deuten den jungen Griechenprinzen ALEXANDER III. an, der später der Große genannt wurde (356–323 v. Chr.). In gleicher Haltung und mit gleichem Ausdruck ist er im selben Saal abgebildet auf dem Sockelbild unter dem Fresko ‹Parnaß›; auf diesem läßt Alexander Homers Schriften bergen. – Alexander war 32 Jahre alt, als er starb. Er hatte die damalige Welt bis nach Indien erobert. Sein Weltreich umfaßte die Länder Griechenland, Syrien, Palästina, Ägypten, Persien, Babylonien, Baktrien und Teile von Indien. Babylon sollte die Hauptstadt werden, Mazedonier und Griechen sollten sich nur gleichberechtigt einordnen. Alexander sah ein einziges großes Reich vor sich, worin alle Menschen auf gleicher Ebene vereinigt sind. Unterschiede von Rassen und Ländern sollten verschwinden. Der König erlebte dieses Ziel als einen göttlichen Auftrag, denn: durch die Priester in Memphis wurde er gekrönt und wurde damit Nachfolger der ägyptischen Pharaonen; in Babylon wurde ihm der Titel ‹König von Asien› zugesprochen; nach seiner Heirat mit Roxane, einer baktrischen Fürstentochter, nach iranischem Ritual, ließ er sich als Großorientalischer Herrscher mit der Proskynesis (Niederwerfung) verehren. Schließlich hatte das Orakel des Ammon von Ägypten ihn als Göttersohn bezeichnet. – Alexander war von Aristoteles erzogen worden. Von ihm empfing der junge Prinz entscheidende Impulse. Hierüber sagte Alexander: Aristoteles habe ihn gelehrt, was das Leben erst lebenswert macht. Die Impulse des Aristoteles trug Alexander in das antike Weltreich. Es waren die Impulse des neu-erwachten irdischen Denkens, das Frühlicht einer neuen Weltepoche. Nach Alexanders Tod verbreitete es sich über diese Welt als das Licht des Hellenismus. Der europäische Impuls griechischer Bildung durchzog weite Bereiche des auseinandergefallenen Alexanderreiches und legte den Grund für das eigentliche kommende Weltreich des Christentums; denn auch dieses enthüllte sich zuerst in der griechischen Sprache der Evangelien und des Neuen Testamentes. Das Ausmaß der Taten Alexanders ist nicht vom Menschlichen her faßbar. Es kann nur erkannt werden im Lichte der damals angebrochenen Regentschaft des Erzengels Michael in der übersinnlichen Welt. Aristoteles und Alexander waren Individualitäten, die ausersehen waren, im besonderen Maße die Ausstrahlungen des kämpferischen Erzengels Michael urbildlich aufzunehmen: Aristoteles im Denken, Alexander im Wollen. Daher wurde Alexander nach seinem Tode sogar von seinen Landsleuten, den Griechen, als ein göttliches Wesen verehrt.

Platon blickt hinüber auf die Menschengruppe, die auf der Seite des Aristoteles steht. Dort ist ein Greis in aufrechter, kraftvoller Haltung von der Seite dargestellt. Seine schwere, leuchtend-gelbe Gewandung fällt bis zum Boden; bis auf einen sehr kleinen Ausschnitt in der Herzgegend steht diese Gestalt nur in jener einen Farbe. Der völlig kahle Kopf mit dem Bart ist zur Menschengruppe auf der anderen Seite gerichtet. – Die Mächtigkeit dieser Gestalt wirkt wie im Boden gegründet; das Alter dieses Mannes führt in die Vergangenheit zurück. Seine Haltung bringt eine tief verwurzelte und bleibende Anschauung zum Ausdruck. Alle Bewegung ist hier zur Ruhe gekommen; ein statisches Seinselement ist eingezogen. Gegenüber diesem Manne wirken Platon und Aristoteles jung ihrem Wesen nach. Dieser ältere Mann erwartet sinnend und in sich ruhend, was die jüngeren Philosophen der Bildmitte bringen werden. – Es gab einen Philosophen, der bekannt war als ein sehr kräftiger Mann und der uralt wurde: XENOPHANES VON KOLOPHON (um 565 – um 470 v. Chr.); er ist auch bekannt als Xenophanes aus Elea in Unteritalien, der die Eleatische Philosophenschule begründet hat. Seine erdnahe Kraft und sein Alter schienen mit seinem Weltbild zusammenzugehen. Er vertrat die Auffassung, daß alles aus der Erde hervorgegangen und in dieser das Seinselement zu suchen sei. Die Einheitlichkeit des von Raphael gemalten Mantels bringt das Wesen des Xenophanes zum Ausdruck. Er verwarf die vielen alten Götter, wie sie Homer und Hesiod darstellten, machte diesen Geschichtsschreibern den Vorwurf, die Götterwelt anthropomorphisch (nach Menschenart) dargestellt zu haben und erklärte, es gäbe in Wirklichkeit nur einen Gott: «Ein einziger Gott, unter Göttern und Menschen am größten, weder an Gestalt den Sterblichen ähnlich noch an Gedanken, ist ganz Auge, ganz Geist, ganz Ohr; doch sonder Mühe erschüttert er alles mit des Geistes Denkkraft. Stets aber am selbigen Ort verharrt er, sich gar nicht bewegend, . . . denn aus Erde ist alles, und zur Erde wird alles am Ende.» Diese Einheitlichkeit gab seiner Anschauung die Stärke; dafür blieb er bis heute bekannt: «Dies ist die Theologie des Xenophanes, eine Lehre von stärkster Geschlossenheit, wie sie später keine griechische Philosophie mehr hervorgebracht hat» (O. Gigon). Es ist tief begründet, daß Xenophanes im Kreise derer steht, die erwartungsvoll auf Platon und Aristoteles hinschauen. Denn sein Gottesbild von dem unbewegten Beweger wurde die Grundlage für das entstehende Weltbild dieser beiden späteren Philosophen; es erhielt ein solches Gewicht, daß es die Basis blieb für die abendländische Theologie und Philosophie bis in das späte Mittelalter hinein. – Das Sonnengelb, das Raphael dem Gewande des Xenophanes gab, kann in Verbindung gesehen werden mit dem Kern der Lehre dieses Philosophen: es gibt nur einen Gott. Diese Theologie führte zur Begründung eines denkerischen Monotheismus im frühen Griechentum als einem unpersönlichen Pantheismus. In Xenophanes lebte diese Anschauung als eine noch nicht vollgeborene Prophetie auf das kommende Sonnenwesen des Christus. Der Philosoph Xenophanes verkörperte das Wesen des Denkens an und für sich, und so kann er in der ‹Schule von Athen› diesen besonderen Platz einnehmen.

Des Xenophanes bekannter Schüler Parmenides (um 515 – um 445) führte das Werk fort und offenbarte die Geisteshaltung seines um etwa vierzig Jahre älteren Lehrers in dem Spruch: «Dasselbe ist Denken und Sein.» Die Erkenntnisse des Parmenides sind in das epische Gewand altertümlich-feierlicher Hexameter gekleidet. In seinem Werk ‹Peri phýseōs› (Über die Natur) schildert er seine Auffahrt aus dem Dunkeln zum Lichte. In diesem Lichte unterweist ihn die Göttin Dike über die Wahrheit, die identisch ist mit dem Sein. Als Wahrheitsverkünder erscheint Parmenides in dieser Frühzeit der Denker. So hat ihn auch Raphael dargestellt. An des Xenophanes rechter Seite steht ein aufrechter junger Mensch; der obere Teil seiner Gewandung ist blau, der untere Teil des violetten Übergewandes fällt fast bis zum Boden und grenzt in ganzer Länge an das sonnengelbe Gewand seines großen Lehrers. Parmenides hat die rechte Hand feierlich zum Wahrheitsspruch erhoben; seine Gestalt ist diagonal der Menschengruppe unterhalb des Sokrates zugewandt.

Auf den Stufen unterhalb von Parmenides und Xenophanes liegt ein Mann. Seinen violetten Mantel hat er abgelegt auf die Stufen; er stützt sich auf Mantel und Stufen mit dem rechten Ellenbogen. Seine Arme, Beine und ein Teil des Oberkörpers sind nackt; er liest in einem Doppelblatt Papier. Die Gestalt zeigt keine Beziehung zu ihrer Umgebung. Eine die Treppe hinaufsteigende junge Gestalt versucht vergebens, die oben Stehenden auf den liegenden Mann aufmerksam zu machen. Dieser wiederum kümmert sich um keinen. Es ist Diogenes von Sinope (um 400 – um 326 v. Chr.), genannt Diogenes in der Tonne. Er wird zu den Kynikern unter den Philosophen gerechnet. – Der Übergang der Gedankensubstanz von den Göttern zu den Menschen war ein menschheitlicher Vorgang; er war groß und geistig notwendig, aber auch zugleich kritisch. Die Größe offenbarte sich in den Individualitäten, die dem Gedankenleben der Menschheit für ihre Zeit und folgende Zeitalter die Richtung gaben: Sokrates durch das Ideal, Platon im Ideenkosmos, Aristoteles durch den Erdengedanken. Das Kritische trat auf, wo aus dieser Gedankenevolution etwas herausgerissen wurde und sich einseitig verselbständigte. Dem Menschen ist die Freiheit gegeben, den auf Erden angekommenen Gedanken an sich zu reißen und ihn willkürlich zu gebrauchen. So entsteht der Intellektualismus. Zusammen mit den anderen Erscheinungen des Gedankenlebens wurde auch dieser in der Antike geboren; auch er gehört zu «der Ursachen Erkenntnis». Diogenes war der bekannteste Vertreter dieser Gedankenart. Er konnte die Ideen als ewige Urbilder nicht mehr fassen. Bei Platon zu Besuch, äußerte er: «Tische und Stühle sehe ich, aber niemals Tischheit und Stuhlheit.» Auch die Ideale waren aus seinem Blickfeld entschwunden. Sein Ideal war die völlige Bedürfnislosigkeit; nur sie ermöglichte volle Unabhängigkeit von den Menschen und der Konvention. Dies war das eigentliche Ziel des Diogenes; darum lebte er in einer Tonne. Schließlich endet aber dieses Gedankenleben vor allem bei den Leibesbedürfnissen und wird leibgebunden. Als Alexander der Große den Diogenes in Korinth besuchte und sich anbot, ihm einen Wunsch zu erfüllen, antwortete er: «Geh mir aus der Sonne!» Solch eine Gedankenart wurde als Kynismus bezeichnet – das Wort stammt von Kynos = Hund – und lebt weiter im heutigen ‹Zynismus›, der aus dem Intellektualismus hervorgeht. – Bekannt ist noch, wie Diogenes am hellen Tage auf dem Markt mit einer brennenden Laterne umherging. Nach dem Zweck befragt, antwortete er: «Ich suche Menschen.» Er hatte den eigentlichen Menschen aus dem Auge verloren, er sah nicht mehr das höhere, übersinnliche Wesen des Menschen. Vielleicht lebte in ihm auch ein verborgenes Menschenideal, das erst die Zukunft bringen würde. – Raphaels Abbildung des Diogenes zeigt alle Wesenszüge deutlich: die Isolation, die Absage an die Konvention (die Bekleidung als Unterlage), die Gleichgültigkeit gegenüber der Umgebung, die Nacktheit des Leibes und die Selbstbezogenheit; wahrscheinlich liest er, was er selbst geschrieben hat. Raphael hat es trotzdem vermocht, dieser Gestalt sein Schönheitssiegel aufzuprägen.

An eine Gestalt der ‹Schule von Athen› hat sich früh ein Mißverständnis geknüpft, das zu einer völligen Sinn-Verzerrung dieses großen Kunstwerkes führte. In Rot und Weiß gekeidet sitzt diese Gestalt genau unterhalb des Alkibiades und schreibt in ein Buch. Sie ist Pythagoras genannt worden. Schon vom Ende des 17. Jahrhunderts ab kam diese Bezeichnung in der italienischen und deutschen Literatur vor. Sie wurde besonders bekannt durch die Veröffentlichung des Werkes über Raphael von J. D. Passavant um die Mitte des vorigen Jahrhunderts. Diese Deutung tauchte auf, weil im Fresko der schreibenden Gestalt eine Tafel mit pythagoräischen Zeichen vorgehalten wird. Daraus wurde geschlossen, daß auf der Darstellung Raphaels Pythagoras seine eigenen Zeichen abschreibt, umschreibt, oder vielleicht reinschreibt. – In bezug auf das Verständnis für geistige Inspirationen befand sich die offizielle Wissenschaft in der Mitte des 19. Jahrhunderts in einer völligen Verdunkelung. Die ‹Abschreibe-Theorie› feierte Triumphe. Sie ging davon aus, daß im wesentlichen Werke so entstehen, daß ein Verfasser von dem anderen abschreibt. Am gravierendsten wirkte sich diese Theorie bei der Beurteilung der Bücher des Neuen Testamentes aus. – Es Raphael zuzumuten, daß er bei der geistigen Dimension dieses Werkes einen der großen Menschheitsführer beim Ab- oder Umschreiben seiner eigenen Gedanken darstellt, zeigt, wie das Verständnis für wahres Geistesleben und somit für Kunst, die aus diesem hervorgeht, völlig verlorengegangen war. Daß diese Anschauung auch in weiteren Kreisen aufgenommen wurde, zeugt von der allgemeinen Verbreitung der entstandenen Verdunkelung. – Die Benennung dieser Gestalt als Pythagoras wird jedoch absurd durch eine weitere Tatsache. Pythagoras ist im allgemeinen dafür bekannt, daß er nichts geschrieben hat; denn er war eigentlich ein Religionsbegründer, der vor allem das lebendige Wirken durch Wort und Tat vorlebte. Ihn als einen in das Schreiben vertiefte Menschen sehen zu wollen beweist völlige Verständnislosigkeit für Werk und Leben des Pythagoras. Berechtigt wäre – wie es öfters geschehen ist – ihn am Monochord abzubilden. – Noch über diese gewichtigen Tatsachen hinaus kommt gravierend hinzu, daß der Maler und Schriftsteller Giorgio Vasari, ein Zeitgenosse Raphaels, in seinem Werk über die Künstler der Renaissance etwas völlig anderes über die Gestalten dieser Gruppe aussagt.

Neben den anderen Strömungen der Antike, die in der Renaissance eine Art Erneuerung durchmachten, taucht auch der Pythagoreismus auf. Die Zeichen auf der Tafel im Fresko sind auch ein Ausdruck hierfür. Es war daher richtig, auch Pythagoras auf dem Bilde ‹Schule von Athen› zu vermuten. Wo ist er zu finden? – Eine wichtige Quelle zum Verständnis für das Wesen des Pythagoras ist der römische Dichter des Altertums Ovid. Er hat etwas von der ursprünglichen Stimmung der Antike gegenüber Pythagoras in seinem Sagenzyklus ‹Metamorphosen› in Dichtung umgesetzt. Hier läßt er Pythagoras in der geistigen Welt sprechen:

> «Weil mir ein Gott die Lippen bewegt, so gehorch ich dem Gotte,
> Wie ich muß: mein delphisches Wissen enthüll' ich; den Himmel
> Will ich entriegeln, Orakel erschließen erhabener Weisheit.
> Großes verkünd' ich, von Geistern der Vorzeit noch niemals Erforschtes,
> Dinge, die lange verborgen geblieben. Ich will durch die hohen
> Sterne mich schwingen, die Erde, das träge Gebilde, verlassen,
> Wolkengetragen; ich stelle mich hin auf die Schultern des starken
> Atlas und seh' in der Tiefe die unvernünftigen Menschen,
> Wie sie überall irren! Die Zitternden, schwebend in Todes-
> Ängsten, ermahne ich so und entrolle die Kette des Schicksals.»

In der Gegenwart ist das tiefere Verständnis für das Werk des Pythagoras wieder gewachsen. Er wird in seiner vollen Größe und epochalen Bedeutung als *der* philosophische Geist erkannt, der im Griechentum am umfassendsten in die Religion hineinführt. So schreibt Olof Gigon über ihn: «Pythagoras hebt als Erster bei den Griechen religiöse Gedanken und Leidenschaften in die Sphäre des Geistes und bereichert die griechische Philosophie um einen ganz neuen Komplex von Fragen und Möglichkeiten.» – «Pythagoras ist vielleicht die größte religiöse Macht in der griechischen Welt gewesen und überdies eine der paradoxesten Erscheinungen der griechischen Geschichte.» – «Er ist der Beginn eines neuen Zeitalters der griechischen Religion. Er lehrt einen Gott, der in Gerechtigkeit die Welt zusammenhält.» – «Er hat in die Philosophie ein Element der Religion, ja des Geheimnisses eingeführt, das seither nicht mehr verlorengegangen ist.»
Durch diese Schilderungen wird die Gestalt des Pythagoras so wesentlich erfaßt, daß sie auch aus dem Gemälde Raphaels klar und deutlich hervortritt. Auf der oberen Ebene steht unter der Göttin Athene ein Mann; er hat sich in einen tiefroten Mantel eingehüllt und steht allein in völlig aufrechter Haltung. Seine Gebärden sind geheimnisvoll; nur die Hände führen sie aus. Die rechte Hand ist gerade noch in der Herzgegend sichtbar und zeigt nach innen; die Linke zeigt nach unten. Zur Gebärde und Haltung gehört der Kopf, der diagonal auf die Bildmitte zu gerichtet ist und so das Wesentliche der Tempelhalle überschaut. Gleichzeitig aber scheinen die Augen den Bildbetrachter fragend anzuschauen, was paradox und geheimnisvoll wirkt. – Eine äußere Bewegung ist nicht erkennbar; das Element der Bewegung scheint völlig nach innen genommen zu sein, um dort eine besondere, verborgene Struktur anzunehmen. Das tiefe Rot bringt ein intensiv verinnerlichtes Seelenleben zum Ausdruck; ein ähnliches Rot, jedoch heller, ist am unteren Teil des Platon-Gewandes zu sehen. Die völlig aufrechte Gestalt bringt ihr Wesen in Verbindung mit den Höhen und Tiefen. Die nach unten weisende Gebärde bekräftigt dies: die linke Hand zeigt einmal in die Tiefe,

dann aber auch auf den Sternenglobus, der zwar etwas weiter vorne gehalten wird, aber im Bildkontext zu dieser Gestalt gehört. Diese Sternenkugel enthüllt das Geheimnis dieser Gestalt; sie steht erhoben über die Schicksalskräfte der Sterne auf der Erde. Es ist die imaginative Verwirklichung der Ovid-Worte: «Ich will durch die hohen Sterne mich schwingen, die Erde, das träge Gebilde verlassen.» – Dieser Mann, PYTHAGORAS VON SAMOS (um 570 – um 480 v. Chr.), hat die Geheimnisse der Sternenhöhen so erforscht, daß er sie mit den Erdenerscheinungen des Stoffes verbinden konnte. In seiner Seele gingen ihm diese geheimnisvollen Zusammenhänge auf. Am Monochord zeigte er dann, wie die kosmischen Gesetzmäßigkeiten der Sterne wiederkehren in den Verhältnissen der verschiedenen Töne zueinander und in denen der abgeteilten Saitenlängen. Aus dieser Übereinstimmung von Kosmos und Erdengesetzmäßigkeit entsprang sein Welterlebnis und wurde zur Weltanschauung des Pythagoreismus, in welcher auch das Erlebnis und die Anschauung der wiederholten Erdenleben voll aufgenommen waren. – Pythagoras begab sich früh nach Unteritalien und gründete in Kroton die religiös-politische Lebensgemeinschaft der Pythagoreer. Schon während seines Lebens wurde er als ein göttliches Wesen verehrt, als die Inkarnation Apollons. Die Erkenntnisse seiner Astronomie, Mathematik und Musiktheorie wurden nicht aufgeschrieben; sie waren das Übungsfeld der pythagoreischen Mysterienschulen. In Unteritalien wandten sich die Pythagoreer gegen die Tyrannis, waren in der Verwaltung und Politik tätig und erstrebten eine gemäßigte Demokratie. Sie wurden vertrieben und in den Jahren nach 350 v. Chr. gab es in diesem Gebiet keinen Pythagoreischen Bund mehr. – Eine ganze Reihe von bedeutenden Pythagoreern sind geschichtlich bekannt, wovon zahlreiche in enger Verbindung standen mit den Philosophenschulen in Athen. Die pythagoreische Astronomie nahm der Erde – entgegen dem Augenschein – ihre Vorrangstellung in der Mitte der Welt; diese Sternenkunde wurde dadurch der frühe Vorläufer der modernen astronomischen Revolution. Der sogenannte Pythagoreische Lehrsatz dagegen ist schon bei den alten Babyloniern bekannt gewesen. Euklid hat ihn auf Pythagoras zurückgeführt. – Im Hintergrund der mannigfaltigen Wirkungen des Pythagoras stand eine religiöse Erfahrung; sie soll im späteren Verlauf dieser Darstellung angeschaut werden.

Auf der unteren Bildebene, genau unterhalb des Pythagoras und des Sternenglobus, beugt sich eine Gestalt zum Boden hinunter und veranschaulicht etwas mit einem Zirkel auf einer Tafel, auf welcher ein Hexagramm (Davidstern) gezeichnet ist. Eine Anzahl Schüler stehen und knien um die Tafel. Das Gewand des Lehrenden ist von ähnlicher Farbe wie das des Pythagoras. Durch diese Gestalt werden wesentliche – von Pythagoras veranlagte – Inhalte auf der unteren irdischen Ebene verwirklicht. Der auf der Tafel Geometrisierende ist der große griechische Geometer und Mathematiker EUKLID (um 300 v. Chr.). Die eindeutige Kontinuität zu Pythagoras ist gegeben durch Euklids Werke ‹Phainomena› und ‹Katatome Kanonos›. Das erste Buch behandelt die Astronomie der Fixsterne. Das zweite, auf deutsch ‹Kanonteilung›, ist die älteste erhaltene Schrift über mathematische Musiktheorie; sie fußt ganz auf den pythagoreischen Anschauungen. Solche Beziehungen liegen nicht vor bei einer ähnlichen Geistesgetalt wie etwa Archimedes. – Euklid lebte in der Blütezeit des Hellenismus in Alexandrien.

Diese Stadt war 331 v. Chr. von Alexander dem Großen begründet worden. Alexanders Jugendfreund und späterer Feldherr wurde hier nach Alexanders Tod König und als Ptolemaios I. Sotor (der Retter). – Zusammen mit anderen Mathematikern wirkte Euklid am Museion, der Schule und Bibliothek des Ptolemaios. Fast nichts ist aus dem Leben des Mathematikers bekannt. Es wird angenommen, daß er an der Platonischen Akademie in Athen ausgebildet wurde. Euklid wurde weltberühmt durch das Werk ‹Stoicheia› (Elemente), ein geometrisch-mathematisches Lehrbuch, das – nach der Bibel – das verbreitetste Buch der Welt wurde. Im selben Ausmaß wurde es auch kommentiert. Bis in das 19. Jahrhundert war es ein Lehrbuch der Schulen in England, Schweden und Rußland. Das Werk ‹Elemente› ist eine umfassende Darstellung alter und neuer geometrisch-mathematischer Inhalte. Heute kann erschlossen werden, daß Euklid der Kompilator, der Zusammensteller dieses Buches war und daß ein Kollektiv von Mathematikern am Museion das Werk mitverfaßt hat. – Das erste in Europa gedruckte Buch von Euklid erschien in Venedig 1482, ein Jahr vor der Geburt Raphaels. Dieser hat die Darstellung des Euklid mit dem Zirkel angeschlossen an Andrea Pisanos Abbildung, der dieses Motiv auf seinem Relief am Kampanile des Domes in Florenz verwendete (um 1340). – Die physiognomische Vorlage und die der Gestalt für Raphaels Darstellung ist der Architekt Bramante.

Mit einer Darstellung auf der unteren Bildebene hat sich eine Auffassung verbunden, die zunächst gerechtfertigt erscheint. Es ist die sitzende Gestalt des auf einen großen Granitquader gestützten Mannes in violetter Kleidung, etwas links von der Bildmitte. Haltung und die nach Verinnerlichung strebende Farbe, verbunden mit dem Freskothema ‹Ephesus›, hat dazu geführt, diese Gestalt Heraklit zu nennen. – Ein Blick jedoch auf die Stiefel dieses Mannes zeigen nicht eine Persönlichkeit, die – wie Heraklit – wohl ihr ganzes Leben in Ephesus gelebt hat, sondern einen Menschen, der weit gewandert ist. Dazu kommt, daß Heraklit zu den Ursprungsgestalten der griechischen Philosophie gehört und somit auf der oberen Ebene des Bildes dargestellt sein müßte. – Dort steht er auch, zwischen Sokrates und Alexander, als ein alter bärtiger Mann, etwas nach unten blickend mit fast geschlossenen Augen. HERAKLIT aus Ephesus (um 550–480 v. Chr.) wurde auch «der Dunkle» genannt, weil seine Gedanken sehr schwer zugänglich waren. In dieser Haltung hat ihn Raphael auch dargestellt: er schaut nach innen ins Dunkle. Der goldene Saum seines violetten Gewandes deutet auf eine vornehme Herkunft. Heraklit stammte aus dem alten Stadtadel in Ephesus, in welchem das Priestertum erblich war, verzichtete aber auf die Priesterwürde zugunsten seines Bruders. – Sein Hauptwerk ‹Peri phýseōs› (Über die Natur) wurde wohl erst später so benannt; viele Denker behandelten in der Zeit nach Heraklit dieses Thema. Das Werk ist nur in Fragmenten überkommen; der Überlieferung nach hat es Heraklit in den Artemis-Tempel gebracht, wo es aufbewahrt wurde. – Raphael stellte Heraklit genau an den ihm entsprechenden Ort im Bilde: gegenüber Xenophanes, in komplementärer Gewandfarbe. Hierzu müßte der ephesische Denker nur aus dem Hintergrund – wie in seinem Leben, denn er lebte ganz zurückgezogen – etwas hervortreten.

Xenophanes und Heraklit waren große Gegensätze. Des Xenophanes Denken gründete sich auf das Sein des Irdischen, auf die Statik des Gewordenen. Heraklit richtete sein Augenmerk auf das Werden und Vergehen. Er fand den Ursprung hierfür im Feuer und sprach dies so aus: «Diese Weltordnung, . . . welche immer war und ist und sein wird, als ewig lebendes Feuer, das in Zeiten erglimmt und in Zeiten verlöscht» (Fr. 30). Der Feuergrund des Kosmos führte Heraklit zu der Anschauung der gewaltigen Gegensätzlichkeiten im Sein. Aus der Erkenntnis dieser Spannung prägte er den Satz: «Der Krieg ist der Vater aller Dinge» (Fr. 53). Er meinte damit die polarisch schaffenden Kräfte in den verborgenen Bereichen des Seins. Diese betrachtete er als Götter, deren Potential in jedem Augenblick wandelbare Möglichkeiten hervorbringt. Daher sah er alles in Bewegung, alles in Fluß: «Niemand kann zweimal in denselben Fluß steigen» (Fr. 91). Heraklit begründete die Anschauung vom Wesen des Logos als des Wortes, des Sprechens und der Sprache. Der Logos wurde für ihn das Zentrum seines Denkens und das alles bestimmende kosmische Ordnungsprinzip. – Die heraufkommenden demokratischen Impulse betrachtete er mit tiefem Mißtrauen. Aus dem Anschauen des Logos und der zum Teil fragwürdigen Demokratisierung prägte er einen Satz, der über die Jahrtausende bis heute seine Geltung beibehalten hat: «Obwohl der Logos das Gemeinsame ist, leben die meisten, als ob sie eine private Vernunft hätten.»

Untere Ebene

Auf der Seite der Gruppe um Sokrates, am Bildrand, läuft der Bote in das Bild hinein. Unter ihm ist ein alter Mann mit einem kleinen Kinde zu sehen. Das Kind blickt auf den Bildbetrachter und berührt ein Buch auf einem Säulensockel. Die Anwesenheit eines Kindes in der Philosophenschule erzeugt Überraschung; diese steigert sich noch, wenn auf der anderen Seite des Säulensockels das Brustbild eines jungen Knaben gesehen wird; auch dieser blickt den Betrachter an. Das ungewöhnliche Motiv dieser beiden Kinder erreicht eine sehr rätselhafte Wendung durch die weitere Anwesenheit einer Frau. Vor dem Oberkörper des Knaben, zu einem Teil vom Säulensockel verdeckt, ist ein Frauenkopf sichtbar. Welchen Sinn haben diese ungewöhnlichen Erscheinungen in einer Philosophenschule? – G. Vasari hat schon in seinem erwähnten Werk eine indirekte Antwort gegeben: in der Gruppe von Gestalten, auf welche die Kinder hinführen und zu der der Frauenkopf hinzugehört, befinden sich die Schreiber der Evangelien. Die in das Bild sich einfügenden Kinder sind die Enthüllung der Botschaft des hereinlaufenden Boten auf dem oberen Plan. Er will in seinem schnellen Lauf die Kunde von dem werdenden Christentum den Griechen bringen. Die Schriftrolle der Antike als der Inhalt des alten Bundes und das zukünftige Buch des Neuen Testamentes hält er in seinen Händen. – Die Evangelisten schreiben diese Botschaft nieder und verzeichnen, was sich für sie unsichtbar im Raume hinter ihnen ereignet: die Kindheits- und Jugendgeschichte des Jesus von Nazareth und vom Wesen der Mutter Maria. – Daß es sich hier nicht nur um Schreibende handelt, die mit dem pythagoreischen Schaubild auf der Tafel zu tun haben, zeigt

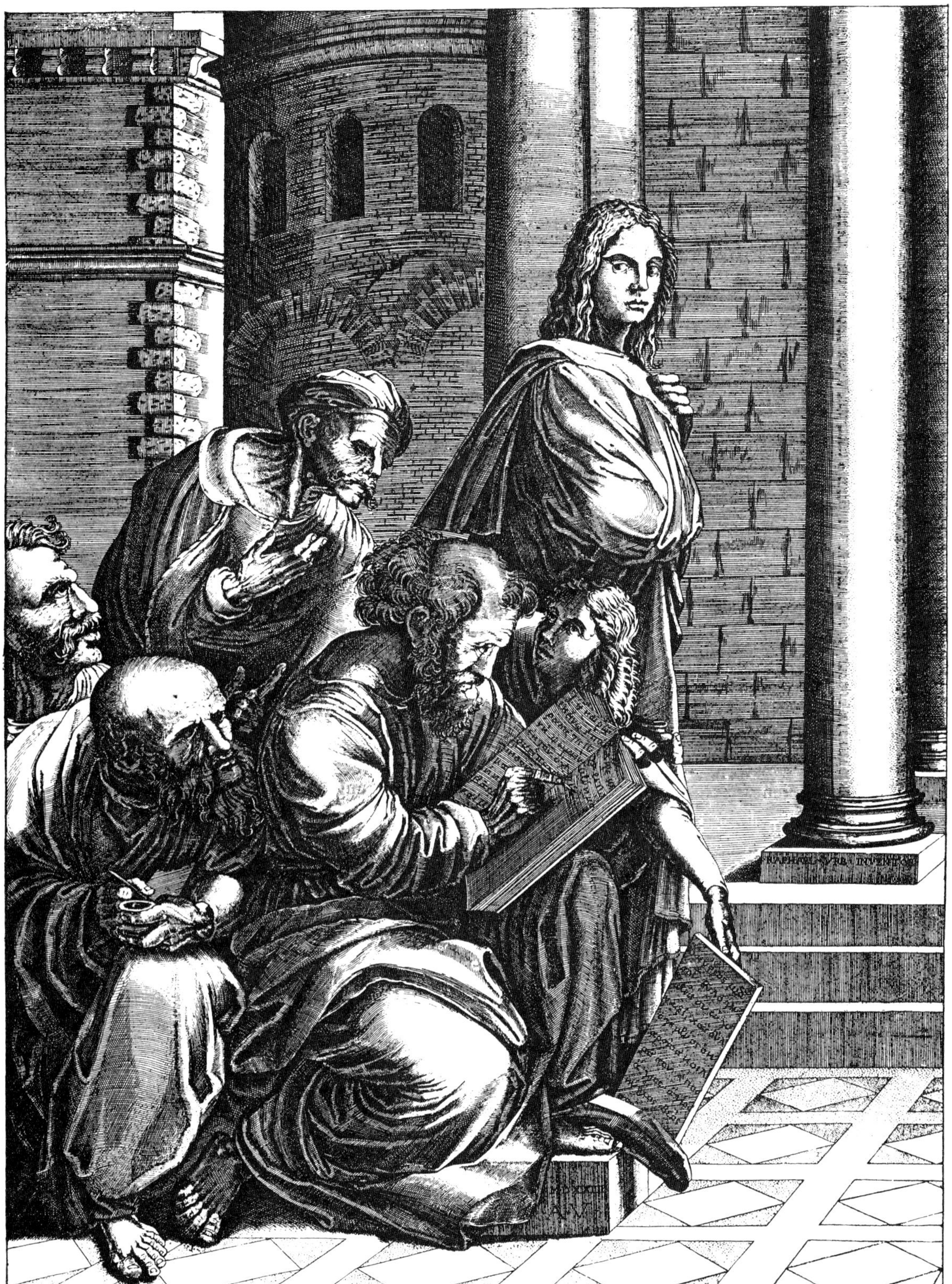

Evangelisten-Gruppe. Stich des Agostino Veneziano, 1523, nach Raphaels ‹Schule von Athen›.

eine Kopie dieser Gruppe von Gestalten aus dem Jahre 1523, wenige Jahre nach Raphaels Tod. Der Kupferstecher Agostino Veneziano hat diese Szene abgewandelt dargestellt. Auf seinem Stich ist an der Stelle der pythagoreischen Zeichen ein griechischer Text aufgezeichnet und die schreibende Gestalt als Lukas benannt. Agostino hat diesen Text entweder in einer früheren Phase der Entstehung des Freskos gesehen, oder es wurde ihm gesagt, daß es sich um den Evangelisten Lukas handelt; eine Umdeutung gegen den ursprünglichen Raphaelischen Entwurf ist – so kurz nach Raphaels Tod – unwahrscheinlich. Auf Agostinos Stich sind im Buche des Schreibenden Versangaben des Lukas-Evangeliums zu erkennen, die sich auf die Verkündigung an Maria beziehen. Die schreibende Gestalt in Rot und Weiß ist der Evangelist LUKAS. Hinter seinem Rücken scheint eine weitere schreibende Gestalt aus dem Buch des Lukas abzuschreiben. Gab es Evangelisten, die, nach Raphaels Auffassung, voneinander abschrieben? – Es gibt ein grundlegendes Wissen im Leben der Menschen, das nicht Ausdruck der Inspiration oder der Inhalt des Gedächtnisses allein ist. Es ist die Genealogie. Diese muß schriftlich niedergelegt und damit abgesichert sein gegen Phantasie und fehlende oder fehlerhafte Erinnerung. Ein Abstammungsregister kann und darf kopiert oder abgeschrieben werden. Die hinter Lukas kauernde Gestalt schreibt vielleicht auch ab, aber sie vergleicht vor allem das Geschriebene. Ein Abschreiber sitzt anders. Die Gestalt sitzt wie im Verborgenen und blickt mit verhaltener Spannung über die Schulter von Lukas. Eine bewegende Frage drängt sich auf aus dem Verhältnis beider Schreiber.

Das Kind Jesus des Lukas-Evangeliums ist bekannt durch die Weihnachtsgeschichte. Die Hirten auf dem Felde erleben die hierarchische Offenbarung der Himmelswesen in der Mitternacht. Das Kind wird von den Hirten in Bethlehem in einer Krippe gefunden und angebetet. Es trägt den Namen Jesus, seine Eltern heißen Joseph und Maria. Sie stammen aus Nazareth, zogen aber zur Volkszählung nach Bethlehem. Dieser Ort wurde als Stadt Davids angesehen; da Jesus auch von David abstammte, ließ die Vorsehung die Geburt in der Stadt Davids stattfinden. Das Kind wird danach zur Darstellung in den Tempel nach Jerusalem gebracht; später wird es dann wieder nach Nazareth zurückgebracht. Hier wuchs es auf. Das Lukas-Evangelium (Kapitel 3) schildert, wie Jesus dann als Zwölfjähriger mit seinen Eltern wieder nach Jerusalem zieht, um im Tempel eine Art Jugendweihe zu empfangen. In dem alten Heiligtum vollzog sich eine umfassende Wendung seines Wesens. Nach der Abreise der Eltern war Jesus im Tempel zurückgeblieben; er saß und sprach mit den Weisen und Schriftgelehrten. Diese verwunderten sich über seine erstaunlich tiefen Einsichten. Während dessen mußten ihn seine Eltern suchen. Als sie ihn nach drei Tagen fanden, war er verändert. Jesus verwundert sich über das bewegte Fragen seiner Mutter und antwortet: «Wußtet ihr nicht, daß ich im Hause meines Vaters sein muß?» Dieser Bericht des Lukas ist die letzte von den Evangelisten geschilderte Begebenheit des Jesuslebens vor der Jordantaufe.

Das Schicksal des Jesuskindes, wie es nach Matthäus geschildert wird, ist völlig anders. Die Himmelsoffenbarung bei der Geburt dieses Kindes ist der im Orient gesehene, leuchtende Stern. Er führt die Magier, die Priesterkönige, zum Hause

des Jesuskindes in Bethlehem und nicht zu einer Krippe im Stall. Dieses Kind heißt auch Jesus und die Eltern tragen ebenfalls die Namen Joseph und Maria. Diese Namen waren in der damaligen Zeit sehr häufig. Eine Darstellung im Tempel wird bei diesem Kinde nicht geschildert. Dagegen muß es vor den Verfolgungen des König Herodes in Sicherheit gebracht werden und zieht mit den Eltern nach Ägypten. Nach geraumer Zeit kehrt die Familie nicht nach Bethlehem, sondern nach Nazareth zurück. Hier werden weitere Geschwister geboren, so daß Jesus jetzt Brüder und Schwestern erhält.
Diese beiden Kindheitsberichte sind Schilderungen zweier ganz verschiedener Kinder. Die Andersartigkeit wird schon in den beiden Geschlechterregistern vorbereitet; sie weichen wesentlich voneinander ab. Bei Lukas werden Generationenfolgen erst nach der Jordantaufe aufgezeichnet. Sie beginnen bei Jesus, schreiten zurück in die Vergangenheit und enden bei Adam, der Gottes Sohn genannt wird. In diesem Register wird ein Name genannt, der nicht bei Matthäus vorkommt: Nathan, der Prophet, ein Sohn Salomons. Daher kann dieses Kind der nathanische Jesus genannt werden. Matthäus beginnt sein Evangelium sofort mit den Geschlechterfolgen. Doch beginnt er in der Vergangenheit, bei Abraham, und endet bei Jesus. Dieses Register erwähnt anstelle von Nathan eine Gestalt, die nicht bei Lukas vorkommt: König Salomo. Daher kann das Kind des Matthäus-Evangeliums auch der salomonische Jesus genannt werden.
Beide Familien waren nach Nazareth zurückgekehrt, die eine nach der Volkszählung in Bethlehem und die andere nach dem Aufenthalt in Ägypten. In dieser stillen Nazarener-Kolonie wachsen die Jesuskinder auf. Ihre Veranlagungen sind grundverschieden. Das salomonische Kind ist frühreif und trägt in sich den umfassenden Weisheitsertrag vieler Erdenleben; in diesem Kinde lebt eine Individualität, die zunächst nur mit einem geheimnisvollen Namen aus dem mythischen Menschheitsbereich zu bezeichnen ist: Zoroaster – der Goldstern – oder Zarathustra; dieser Menschheitsführer war unter anderem der Begründer der urpersischen Kultur im 5. Jahrtausend vor Christus (zunächst nicht gemeint ist der Zarathustra gleichen Namens im 7. Jahrhundert v. Chr.). Er war dies aus tiefen Einsichten in die Sternen- und Sonnengeheimnisse und ihre Verbindung mit der Erde. – In der Geschlechterfolge stammte der salomonische Jesus überwiegend aus der königlichen Linie; er war daher der kommende berechtigte König Israels. Zu diesem königlichen Kinde kamen die Magier oder Könige aus dem Osten. Aus der alten Sternenweisheit wußten sie prophetisch von seiner bevorstehenden Geburt. – Der nathanische Jesus betrat zum ersten Male die Erde. Er war, wie das Geschlechterregister sagte, der Sohn Gottes; er war auch zugleich die zurückgehaltene Urseele der Menschheit. Dadurch konnte er später auch zum Menschensohn werden. Dieses Kind war unbegrenzt aufnahmefähig; es war die verkörperte Liebe. Durch den Propheten Nathan war in seiner Ahnenreihe ein überwiegend priesterliches Element vorhanden. – Die beiden Familien kannten sich und die Kinder wuchsen miteinander auf. Inzwischen waren mehrere Geschwister zum salomonischen Jesus hinzugekommen. Joseph, der Vater in dieser Familie, war der Tradition nach alt. Er starb einige Zeit vor dem zwölften Geburtstag seines ältesten Sohnes Jesus. Hierdurch kamen die beiden Familien noch näher zueinander. Da zogen sie an einem Osterfest alle nach Jerusalem; der nathanische Jesus war 12 Jahre und 7

Monate alt, der salomonische etwa ein Jahr älter. Durch die Ereignisse im Tempel vollzog sich eine tiefgehende Veränderung mit den beiden Knaben. Sie führte zu einer umfassenden Wesensverwandlung. Der nathanische Jesus hatte im Tempel eine solche Erweiterung und Eröffnung seines Wesens erfahren, daß er die Individualität des anderen Knaben, des salomonischen Jesus, in sich aufnehmen konnte. Diese wurde von jetzt ab in seiner Seele zu seinem Ich. Die Wesenheit des salomonischen Knaben hatte eine solche geistige Reife erlangt, daß sie zuletzt durch die Ereignisse im Tempel befähigt wurde, sich selber als Opfer darzubringen. Es war das Opfer für den kommenden Gott. In der Zeit danach siechte der salomonische Jesus leiblich dahin, um dann durch den Tod in die geistige Welt überzugehen. – Die junge Mutter des verwandelten nathanischen Jesus konnte die Wesensveränderung ihres Sohnes sehen, aber nicht innerlich mitvollziehen. Ihre große marianische Aufgabe war erfüllt; in ihrem Sohn lebte nun ein Ich, das ihn zur vollen Gotteserfüllung führen würde; hierfür hatte sie ihm Leib und Leben gegeben. Sie ging nach einiger Zeit auch durch den Tod als eine der Frühverstorbenen der Menschheit. – Die beiden Familien vereinigten sich nun ganz. Zum Handwerker und Zimmermann Joseph zog nun die Maria, die einem vornehmen Geschlecht aus Jerusalem entstammte und durch ihr Schicksal eine königliche Wesensart erhalten hatte. Sie war bedeutend älter als die verstorbene Maria des nathanischen Jesus. Mit sich brachte die neue Mutter ihre sechs Kinder; dadurch erhielt Jesus Geschwister, die eigentlich Stiefgeschwister waren, und es entstand wieder eine vollständige Familie.

Das kleine Kind, das von dem alten Mann in das Bildgeschehen hineingetragen wird, ist ganz am Rande des Bildes dargestellt, noch vor den Boten, der darüber in das Bild hineineilt. Es ist der SALOMONISCHE JESUS mit seinem alten Vater JOSEPH. Dieses Kind muß mit dem Vater zusammengesehen werden. In dem salomonischen Kinde wirkten überwiegend die männlichen Kräfte. Rudolf Steiner sprach hierzu aus: «Deshalb mußte der salomonische Jesus vor allem von dem väterlichen Element die Kraft erben, weil immer seine Mission war: die Überführung dessen in die Welt, was die Welt im Raume an göttlichen Kräften umstrahlt» (Das Lukas-Evangelium, GA 114, S. 105). Raphaels Darstellung des salomonischen Jesuskindes bringt diese Beziehung zum Raum deutlich zum Ausdruck: der säulenartige Abschluß des ornamentalen Bandes um das Bild beginnt unterhalb des Rückens dieses Kindes und läuft unmittelbar an diesem vorbei, um den ganzen Bildraum begrenzend zu umrunden. Das Kind sitzt eigentlich auf dem Vorsprung des Säulensockels und berührt fast den Sockel mit der Hand. – Der Sockel ist der mögliche Träger einer Säule; die Säule trägt einen Bau, dadurch entsteht der Raum. Im Bild läßt die nicht errichtete Säule den Blick frei für einen geistigen Raum, in den der Bote hineinläuft. Ein wesentlicher Hinweis der Darstellung ist, daß dieses Kind das Buch berührt, das Buch hier als Inbegriff alles Wissens.

In diesem Fresko kehrt sich das Anfangsmotiv der ‹Disputa› in das Gegenteil um. Hier ist das Buch nicht Ausdruck der in die Schwere ziehenden Kräfte, sondern das Buch ist auf dem Säulensockel erhöht. Es ist das Wesen des salomonischen Jesus, die irdische Weisheit durch sein Opfer zum Göttlichen zu erhöhen. Zunächst berührt das salomonische Kind nur das Buch und enthüllt dadurch, wer es ist und was geschehen wird: Auf dieser Erden-Weisheitssäule wird der Tempel der Gottheit aufgerichtet werden. – Eben an diese Säule gelehnt kauert sich die schreibende Gestalt hinter dem Evangelisten Lukas. Das Übergewand ist von vornehmer goldgelber Farbe, ein dunkles Violett ist darunter sichtbar. Diese Gestalt schreibt nieder, was hinter ihr sich ereignet: vom Ursprung des königlich-salomonischen Knaben und dem Schicksal seiner Eltern. Geht er diesen Ursprungsfragen nach, so muß er sein menschlich-geschichtliches Geschlechterregister mit dem des göttlich-übergeschichtlichen des Evangelisten Lukas vergleichen. Denn dessen Register ist umfassender und kann die menschheitsbewegende Frage der göttlichen und menschlichen Abstammung des Jesus von Nazareth lösen. So blickt der Evangelist MATTHÄUS mit größter Spannung auf das hin, was Lukas schreiben wird.

Das LUKANISCHE JESUSKIND steht als junger Knabe am Säulensockel; er ist sichtbar oberhalb des Frauenkopfes hinter dem Evangelisten Matthäus. Bei diesem Kinde liegt die besondere Beziehung zum empfangenden, weiblichen Element vor; daher der tiefer vor ihm abgebildete Frauenkopf. – Lukas schildert den zwölfjährigen Jesus im Tempel, dessen Wesen so verwandelt wird, daß die Eltern das Ereignis nur schwer verstehen. Dieser Lebenseinschnitt bedeutete, daß der nathanische Jesus durch das Erlebnis im Tempel erweckt wurde für das Wesen des Vater-Gottes und somit für das weisheitdurchdrungene Leben überhaupt. Er trat ein in den großen Weisheitstempel der Menschheit. Diesen Eintritt und die Anwesenheit hat Raphael dargestellt mit der Erscheinung des Jesus in der ‹Schule von Athen›. – Die Begegnungen im Tempel Jerusalem waren vergangen; ein neuer Tempel tat sich auf. So konnte auch nicht die ursprüngliche Mutter des nathanischen Kindes mit Jesus abgebildet werden. Sie hat ihn zwar im Tempel mit Joseph abgeholt, aber gerade dort zeigte es sich, wie ihr Wesen einer anderen Welt angehörte als der des Tempels. In der ‹Sixtinischen Madonna› hat Raphael die Mutter des nathanischen Jesus dargestellt. Sie war ein Wesen, das mehr dem Himmel als der Erde angehörte. Das Leben der Seele war ihr Daseinsbereich; ihr Wesensort ist in den Herzen der Menschen. Sie hatte die Erde schon verlassen, als der junge Jesus sich anschickte, mit der Weisheit der Welt zu ringen; sie lebte aber weiter unter den Menschen als Seelengestalt und durchdrang die zurückgebliebene Maria mit den ursprünglichen Jungfrau-Kräften einer anderen Welt. – Auf der Darstellung Raphaels ist diese ‹salomonische› MARIA äußerlich gut zu erkennen an ihrer golddurchwirkten Haube und ihrem älteren Aussehen.

Vor dem Knaben Jesus beugt sich eine Gestalt nach vorne; sie schaut über die linke Schulter des Lukas, um im Evangelium lesen zu können. Es ist ein Mann, der mit einem grünen Gewand bekleidet ist; er trägt eine weiße, turbanähnliche Kopfbedeckung und einen Schnurrbart. Seine Gesichtszüge sind scharf geschnitten. Dieser Mann bringt seine innere Bewegung über das Gelesene oder über seine Fragen zum Ausdruck, indem er die rechte Hand auf seinem Herzen hält. Was er liest oder zu lesen sucht, betrifft ihn sehr. – Der grüne Arbeitskittel mit dem weiten Halsausschnitt und der weiße Turban zeichnen ihn als Handwerksmeister aus. Würde er sich aufrichten, so stünde er vor Jesus und würde ihn verdecken. Es ist der Vater Jesu, der Zimmermann JOSEPH.

Der Vater Joseph und der Evangelist Matthäus sind beide voller Spannung.

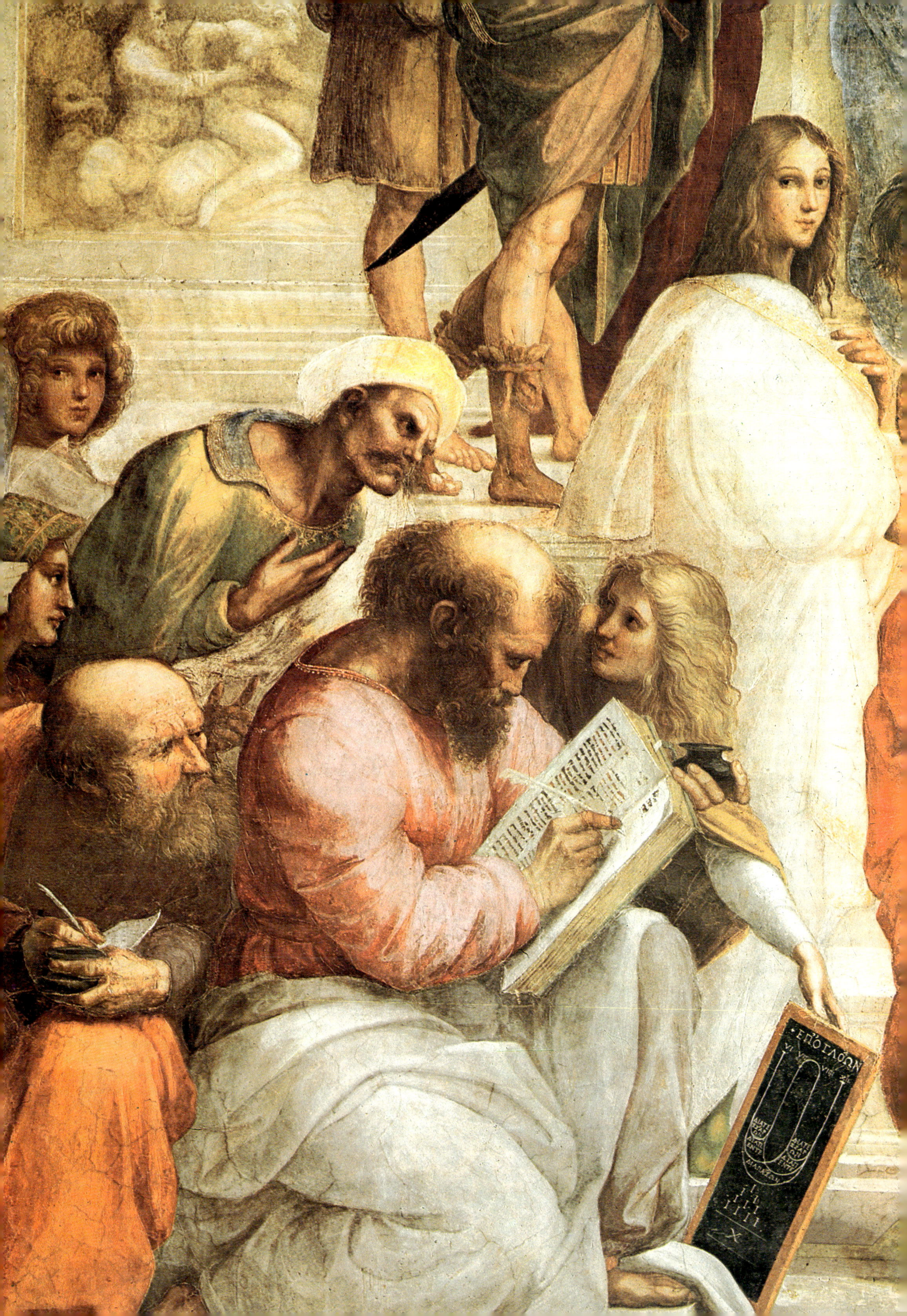

Menschenschicksale werden hier bewegt, welche durch die stufenweise erfolgende Verleiblichung des Göttlichen, sich in dramatische Menschheitsdimensionen hineinvergrößern. Matthäus muß in größter Konzentration auf die lukanische Ahnentafel hinblicken, um im Verhältnis zu dieser sein Geschlechtsregister richtig aufzustellen. Dabei drängt sich ihm das Rätsel auf: Wer ist nun der eigentliche Jesus? – Joseph hat nach der Rückkehr aus Jerusalem, wo die Verwandlungsgeschehnisse im Tempel sich ereigneten, die zunehmenden Veränderungen seines Sohnes wahrnehmen können. Der Handwerker Joseph war ein einfacher Mann. Wie sollte er die Einwohnung der übermenschlichen Zarathustra-Individualität in seinem Sohn verstehen? Es war ein tiefes Rätsel für ihn. Nur seine fromme Seele konnte es ahnen. Das Rätsel bewegte immer mehr sein fragendes Herz, – wie es Raphael im Bilde auch darstellt. Maria sitzt fast im Verborgenen. Sie alleine scheint wenig berührt zu sein von den Geistes- und Seelenbewegungen der beiden Männer. Wie kann sie im Besitze dieser Seelenruhe sein?

Die tiefgreifende seelisch-geistige Verwandlung des Jesus nach den Ereignissen im Tempel wirft eine gewichtige Frage auf: Wer war der erste Mensch, der diese Verwandlung wahrnahm und erkannte? Zunächst war es die Mutter des nathanischen Jesus, die ihn im Tempel abholte, und alle seine für sie jetzt fremden Worte «im Herzen bewahrte». Doch ihr war es nicht möglich, die vielen neuen Eindrücke und Wahrnehmungen, die in der Zeit danach von ihrem Sohne ausgingen, zu einer Erkenntnis zu sammeln. Denn sie verließ bald die Erde. Die andere Maria, die in der Folgezeit die Mutteraufgabe der Frühverstorbenen übernahm, hat andere Eindrücke und Wahrnehmungen gehabt. In ihr lebte noch die unmittelbare Erinnerung an ihren Sohn, der ihr genommen worden war. Sein Ich-Wesen war zwar noch nicht voll erblüht, doch die sich öffnende Knospe hatte Maria wahrgenommen. Dann aber verschwand mit seinem Tode diese Wahrnehmung. Sie tauchte dann wieder auf. Als Maria in der neu zusammengeschlossenen Familie in Nazareth das verwandelte Leben des Jesus begleitete, nahm sie in ihm den Menschen wahr, von dem sie meinte, er sei gestorben. Auf dem Seelengrund des Jesus von Nazareth leuchtete die ewige Wesenheit des königlich-salomonischen Ich-Geistes. Diese ältere Maria war der erste Mensch, der das Geheimnis der beiden Jesusknaben in einer einheitlichen Erscheinung erkannte. Diese Erkenntnis war eine Gnadengabe der göttlichen Schicksalsführung. – In Raphaels Darstellung dieser Maria kann sie, auf Grund ihrer Einsicht, in Ruhe im Hintergrund bleiben. Doch sie versucht die Beteiligten an diesem Mysteriendrama auf die Lösung der tiefen Rätselfrage hinzuweisen. Das bemerkt aber noch keiner. Maria streckt ihre linke Hand so vor, daß diese in dem Zwischenraum erscheint, zwischen der Stirn des Matthäus und dem Rücken des Lukas. Mit ihrer Hand formt sie ein Zeichen für die Zahl zwei; Daumen und Zeigefinger weisen nach oben, die übrigen Finger sind zur Handfläche eingebogen. Diese zeigende Hand der salomonischen Maria ist der verborgene und geheime Mittelpunkt dieser bewegten Menschengruppe. Dieses Geheimnis sollte noch lange verborgen bleiben.

In seinem Werk über die Künstler der Renaissance (1550) schreibt G. Vasari über den Inhalt dieses Freskos: «Raffael . . . begann im Saale der Segnatura ein Bild, worin er darstellte, wie die Theologen die Philosophie und Astrologie mit der Theologie zu vereinigen suchen und worin alle Weltweisen abgebildet sind, wie sie in verschiedener Weise miteinander streiten. An der Seite sieht man einige Astrologen, welche allerlei geometrische und astrologische Figuren und Zeichen auf ein paar Tafeln schreiben und sie durch einige schöne Engel den Evangelisten senden, welche sie erklären.» – Engel in üblicher Darstellung – wie etwa oben auf der ‹Disputa› – sind in der ‹Schule von Athen› nicht zu sehen. Und doch kann die Gestalt, die eine Tafel vor Lukas hinhält, als ein Engel angesehen werden, oder als ein engelähnliches Wesen. Die Art dieser Engeldarstellung ist schon bei Leonardo da Vinci charakteristisch. In dem Bilde ‹Taufe Jesu› von Verrocchio hat der junge Leonardo den einen Engel mit langem gekräuseltem Haar gemalt. Ein ähnlicher Engelskopf ist auf der ‹Felsengrottenmadonna› desselben Künstlers abgebildet. Die Blickrichtungen der Köpfe (nicht der Augen) verlaufen in beiden Werken diagonal zum Bildraum, noch schwach im ‹Taufbild›, dann genau im ‹Madonnenbild›. Dieses bei Leonardo entstandene Merkmal eines engelartigen Wesens übernahm Raphael. In der ‹Disputa› ist die jugendliche Geistgestalt Raphaels mit ähnlichen Haaren dargestellt und blickt ebenfalls in der diagonalen Richtung zurück. Genau diese Merkmale hat auch die Gestalt mit der Tafel vor Lukas. Bei dieser ist sogar die Blickrichtung des Kopfes in der Diagonalen, die durch die untere Bildmitte zwischen den beiden Bildebenen verläuft. – Die Diagonalkräfte überwinden und durchbrechen die Begrenzungen und Gesetze des dreidimensionalen Raumes. Die Linien, die als Diagonalen von der Mitte ausgehen, strahlen lichthaft nach allen Seiten in den weiten Raum hinein. Sie sind sternenartig und mit der Unendlichkeit verwandt. Mit Recht verwendeten Leonardo und Raphael diese Diagonal-Richtungen, um das Wesen des Engelhaften zur Darstellung zu bringen. – Der Kopf des Engels vor Lukas ist auf Maria hin gerichtet; seine Augen blicken auf Joseph; die Tafel hält er für Lukas hin.

Die Überschrift auf der Tafel: ΕΠΟ̂ΓΔΟ̂ΟΝ (Epogdoon; die Beschriftung mit Omega ist ein Fehler) bedeutet Ganzton. Darunter befindet sich ein zusammengefügtes Schwingungsbild mit mehreren U-Formen. Das umfassende U ist mit dem Namen ΔΙΑΠΑΣΩΝ (Diapason) bezeichnet und bedeutet: das Ganze. Gemeint ist hier die Oktave. Die kleineren U-Schwingungsformen sind ΔΙΑ-ΠΕΝΤΕ (Diapente), die Quinte, und ΔΙΑΤΕΣΣΑΡΩΝ (Diatessaron), die Quarte. An den oberen Enden der U-Formen stehen die Verhältniszahlen dieser Intervalle. Für die Oktave: VI zu XII, für die Quinten VI zu VIIII und VIII zu XII, für die Quarten VI zu VIII und VIIII zu XII. Unter diesem Schwingungsschaubild steht das Urbild der pythagoreischen Vierheit, die Tetraktys. Die vier Zahlen eins bis vier sind untereinander in römischen Zahlen aufgestellt und dann addiert: I + II + III + IV = X.
Diese Darstellung musikalischer und geistesgeschichtlicher Zusammenhänge befand sich in der Enzyklopädie Margarita Philosophica, gedruckt in den Jahren 1494 und 1504. Durch den aufkommenden Platonismus war sie zu Raphaels Zeiten gut bekannt. – Die darin sich widerspiegelnden Versuche des Pythagoras am Monochord können in ihren Ergebnissen so zusammengefaßt werden: Eine schwingende Saite von bestimmter Länge erzeugt einen bestimmten Ton. Wird

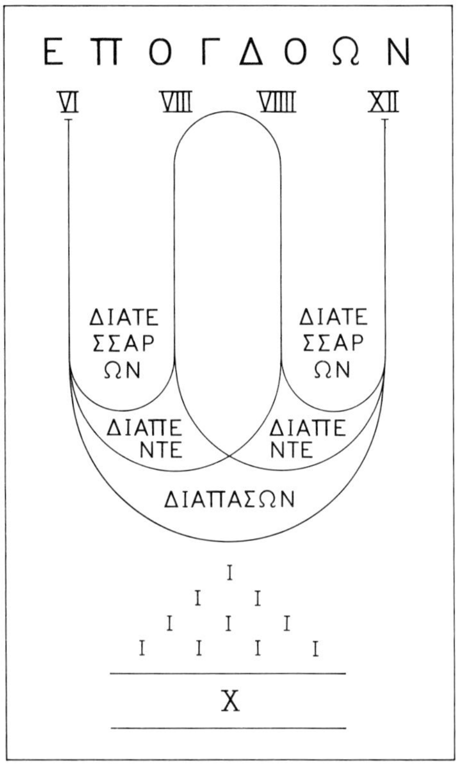

diese Saite zur Hälfte geteilt, erklingt die nächsthöhere Oktave. Dieses Verhältnis kann in Zahlen dargestellt werden: 1 : 2 oder 1/2 (auf der Tafel: VI–XII); die erklingende Oktave hat gegenüber dem Grundton die doppelte Anzahl Schwingungen. Wiederum in Zahlen dargestellt: 2 : 1 oder 2/1. – Wird die ursprüngliche Saitenlänge im Verhältnis 2 : 3 geteilt, wobei zwei Drittel der Saite schwingen, erklingt die nächsthöhere Quinte (auf der Tafel VI–VIIII und VIII–XII). Die Schwingungszahl erhöht sich wieder im umgekehrten Verhältnis: 3 : 2. Das Teilen der Saite im Verhältnis 3 : 4, wobei drei Viertel der Saite erklingen, führt zum Intervall der Quarte (auf der Tafel: VI–VIII und VIIII–XII). Das Schwingungsverhältnis kehrt sich um zu 4 : 3. – Wird nun die Saite im Verhältnis 8 : 9 geteilt, wobei acht Neuntel der Saite schwingen, ertönt das Intervall der nächsthöheren Sekund, das ist der Ganzton. Die Verhältniszahlen seiner Schwingungen kehren sich wieder um und sind 9 : 8. – Das Wort Epogdoon (Ganzton) enthält das griechische Wort ὄγδοος = der Achte und bedeutet in diesem Zusammenhang: das Ganze und ein Achtel. Der Bildbegriff Epogdoon beschreibt das Schwingungsverhältnis des Sekunden-Intervalles oder Ganztones. Das Wort «ganz» in Ganzton bezieht sich hier nicht – wie es in der Gegenwart aufgefaßt wird – auf das Doppelte eines Halbtones, sondern auf das Ganze, auf die Summe der acht Töne innerhalb der Oktave, im Schwingungsbild Diapason genannt, also auf acht Achtel. Ein Achtel hinzugefügt ergibt das Zahlenverhältnis 9 : 8 oder 9/8; dies entspricht dem Schwingungs-Zahlenverhältnis des Ganztones. In der Mitte unter dem Wort Epogdoon ist das umgekehrte Zahlenverhältnis, das der Saitenlängen dieses Tonschrittes und Intervalles in römischen Zahlen, aufgeführt: VIII–VIIII (8 : 9). Dies ist der theoretische Kern des Schwingungsbildes.

Mit der Überschrift ‹Epogdoon› war auf ein Ereignis hingewiesen, das umwälzenden Charakter hatte. Der Hintergrund dieses Ereignisses liegt in dem altgriechischen Musikerleben. Dieses kommt zum Ausdruck in der archaischen griechischen Leier, der Lyra, bis zu den Zeiten des Orpheus (ca. 1200 v. Chr.). Sie war viersaitig und gestimmt wie das Schaubild der Tafel in zwei aneinander angrenzenden Quarten, etwa die Töne von oben: *e* bis *h*, *a* bis *e*. Eine Melodie konnte darauf nicht gespielt werden; die Lyra begleitete die vier menschlichen Stimmlagen und schuf den Stimmungshintergrund. In diese Quarten hinein strukturierte sich die altgriechische Musik. – Die Vierstufigkeit des Quart-Intervalles, des Tetrachordes, wurde die Basis des musikalischen Erlebens und der Tonordnungslehre der Griechen. Bei den verschiedenen Stämmen wurde das Tetrachord in bezug auf die Verteilung von Ganz- und Halbtönen der Ausdruck ihrer verschiedenen Veranlagungen. Diese waren wiederum bedingt durch das unterschiedliche Verhältnis der menschlichen Wesensglieder zueinander und damit ein Ausdruck des viergliedrigen Menschen. So war etwa die Wesensart des dorischen Stammes stark und inkarnationsfähig, weil der Halbtonschritt am unteren Ende des Tetrachordes lag und so die engere Verbindung zwischen Lebensleib und physischem Leibe zum Ausdruck brachte und auch bewirkte. Dies kann als das ‹Ethos› dieser Tonart angesehen werden. So zeigt etwa das dorische Bauwerk des Parthenon der Akropolis dieses Herantragen des Lebens an die physischen Gestaltungen. – Andere Charakterisierungen könnten für das Phrygische, Lydische u. a. gegeben werden.

Die verschiedenen Tetrachorde waren zugleich ein Ausdruck für Sternenkräfte, die im Bereich der griechischen Stämme wirksam waren. In ihrer Vielfalt waren sie ein Sternenmosaik menschlicher Seelenanlagen.

Die musikaliche Vierheit, diese Tetraktys, war Ausdruck für einen seelischen Inkarnationsvorgang der Menschheit. In weiter zurückliegenden Zeiten waren die menschlich-musikalischen Erlebnisbereiche erweitert in der Pentatonik (fünf Töne) etwa in Griechenland selber und in China, in Asien durch die Ganzton-Tonleiter mit sechs Tönen und in dem Heptachord, den sieben Tönen der Griechen (ohne Oktave). In noch ferner zurückliegenden Zeiten erweitern sich die musikalischen Erlebnisfähigkeiten in noch umfassendere Tonbereiche hinein. Das Quart-Erlebnis im Tetrachord im späteren Griechentum war eine Zusammendrängung, eine seelische Konzentration, die der irdisch gewordenen Konstitution des damaligen Menschen entsprach. Das Kosmische war darinnen verborgen. – In den pythagoräischen Mysterien erhob sich immer mehr die Frage, wie die verschiedenen jetzt getrennten Tetrachorde in dem Oktavraum zur Einheit werden könnten. Etwa hundert Jahre vor der Geburt des Pythagoras, bevor die Strukturierung der Tetrachorde voll ausgeformt war, hatte Tepander von Lesbos (7. Jahrhundert) versucht, zu den sieben Tönen eines frühen Heptachordes einen achten als Oktave hinzuzufügen. Er tat dies eigentlich von außen, indem er den tiefsten Ton zweier ineinander gefügter Tetrachorde (der mittlere, vierte Ton war zugleich Ende und Beginn eines Tetrachordes) oben als Oktave ansetzte. Diese Tat erregte heftigen Widerstand, und Tepanders Kithara wurde zur Strafe an die Wand genagelt. – Die Aufgabe und Herausforderung der Oktav-Erfüllung konnte nicht von außen angegangen werden; sie mußte vor allem mit der

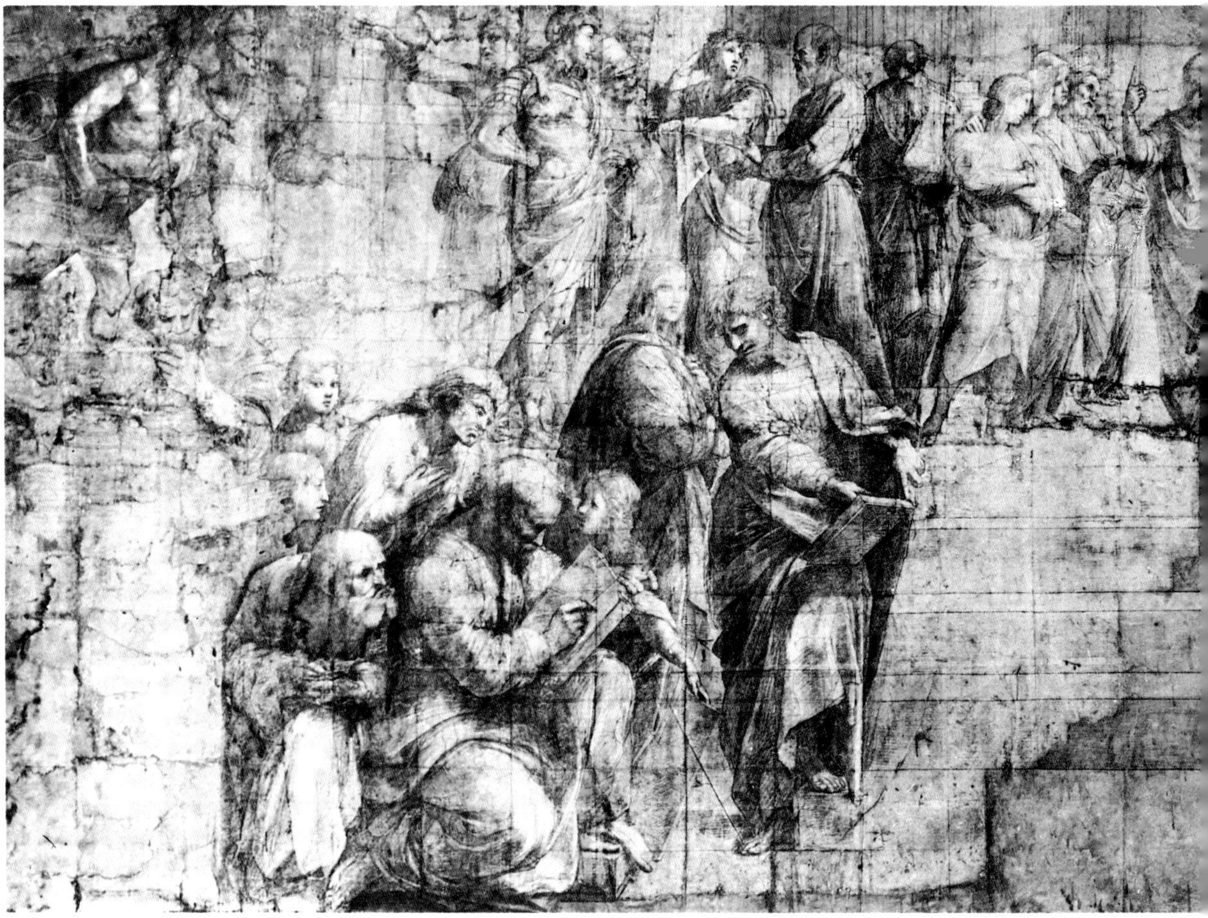

Karton der ‹Schule von Athen›, Ambrosiana/Mailand.

musikalischen Seele im Inneren erübt werden. Die Übungen der Pythagoräer richteten sich auf die Überwindung und Durchdringung des trennenden Ganztonraumes zwischen den Tetrachorden. Dieser war das Intervall einer großen Sekund, als Zusammenklang eine herbe Dissonanz für die Griechen. Obwohl die Musik rein einstimmig war, webten doch die Klänge von Quarte und Quinte (letztere als Umkehrung der Quarte) und die Oktave (als verdoppelter Ton) durch ihre Musik. Die große Sekund war damals ein Zukunftserlebnis der Menschheit und noch unzeitgemäß für die Allgemeinheit. Sie war Mysterieninhalt, bildete aber in der äußeren Praxis die Mitte zweier anstoßende Tetrachorde. Um diese Mitte ging es. Dieser Tonschritt war seelisch schwer zu durchdringen, denn er barg einen Halbton in sich, der zugleich das Intervall des Tritonus (Tritonus = drei Ganztöne) im Verhältnis zum Ausgangston bildete. Noch im Mittelalter wurde dieses Intervall als eine Widersachermacht empfunden: es wurde als das Teufelsintervall erlebt. So wie dieses Intervall im europäischen Musikleben erst im Verlauf von Jahrhunderten richtig durchdrungen werden konnte, so wurde auch um das Wesen der Diazeuxis (Trennung oder Scheidung), des mittleren Ganztones, durch lange Zeiten gerungen. Diese große Sekund trug in ihrer Dissonanz die Mitte der Mitte in sich. Es war das eigentliche Zentrum der gesamten kommenden Musik.

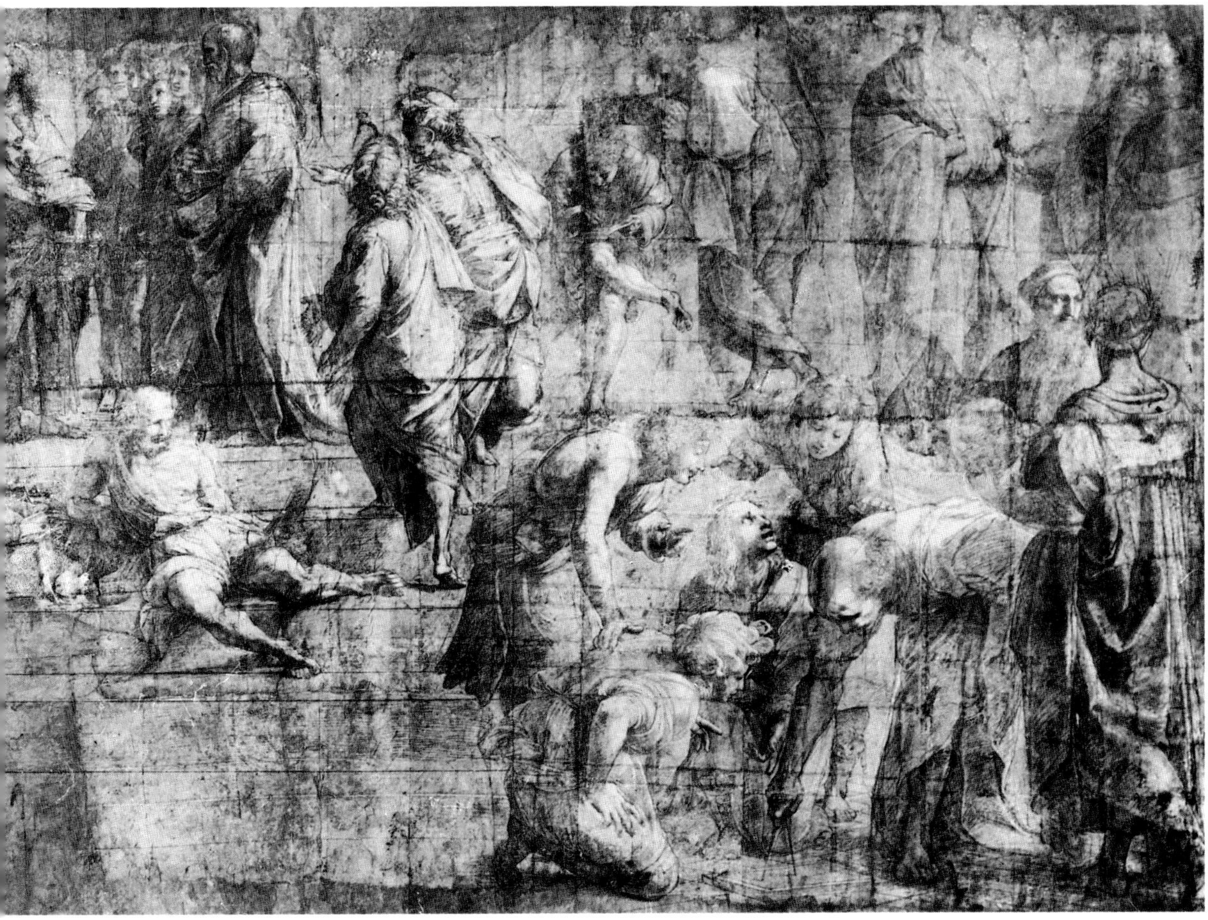

Die Struktur der Tetrachorde war ein offenes System. Jedes einzelne Tetrachord hatte einen besonderen Inhalt, ein ‹Ethos›, war aber nur Teil eines unbekannten Ganzen. Die umfassende Strukturgestalt der Musik war in den Tetrachorden aufgeteilt und verborgen. So konnte keine Mehrstimmigkeit entstehen; im einzelnen Tetrachord bildete sich kein geschlossener Klangraum und kein umfassender Gesamtklangraum. Die Tetrachorde wurden aneinandergereiht oder griffen ineinander über (überlappten sich), und die Melodieabfolge verlief durch sie hindurch. Im gelungenen Durchgang durch die Diazeuxis oder Epogdoon, den Ganzton der Mitte, erschloß sich eine Innerlichkeit mit einem dazugehörigen Klangraum. Der Weg von einem oberen Anfangston durch die neue Skala hindurch wurde dann nicht unterbrochen in der Mitte, sondern konnte sich organisch von der Quarte direkt zur Quinte entfalten. Darüber hinaus konnte der Weg zu den weiteren Intervallen gefunden werden. So zur kleinen Septime, die die Umkehrung des Ganztones, der großen Sekund ist. Diese Septime wurde später in Europa das dominierende Intervall: die Dominante (‹dominieren› bedeutet ‹beherrschen›). In diesem Intervall schwang in der Tonsprache des Abendlandes das Erlebnis des ‹Dominus›, des ‹Herren› mit. In der Tat des Pythagoras wurde schon der Keim gelegt für das Herzstück der europäischen Musik: die Kadenz mit ihrer Dominante. Der Übergang von der Quarte zur Quinte (von oben) im Epogdoon war die Vorstufe für die Harmoniefolge von der Subdominante zur Dominante in der Kadenz. In der Verborgenheit der pythagoreischen Mysterien wurde schon die Struktur der späteren abendländischen Musiksprache geboren. Diese Tat ist eine Parallelerscheinung zu den pythagoreischen Erkenntnissen der Astronomie (die physische Erde ist nicht mehr im Mittelpunkt) und der Geographie (die Erde ist ein runder Körper). Diese Ereignisse können auch von einem kosmischen Aspekt aus gesehen werden. Das Tetrachord war ein Ausdruck des Quart-Erlebnisses. Die Quarte ist kosmisch gesehen das Verhältnis zwischen Mars und Venus. Die synodische Umlaufzeit des Mars beträgt 780 Tage, die der Venus 584 Tage, das ist genau das Verhältnis 4 : 3 und ist das Schwingungsverhältnis der Quarte im Oktavraum. Im Griechentum erhob sich das Willenselement des Mars zu einer weltdurchdringenden Bewegung in den Taten Alexanders des Großen. Das Venus-Wesen kam zur Erscheinung vor allem in der plastischen Kunst, in der die Liebe zur irdischen und menschlichen Formgestaltung offenbar wurde. Aber auch in dem weniger gesehenen Verständnis und der Liebe Alexanders für die überwundenen fremden Völker der damaligen Welt. – Der Jupiterimpuls befand sich zunächst noch im Hintergrund. Mit dem Einströmen der Kräfte, die sich in dem geheimnisvollen Epogdoon befinden, wurde dieser Impuls in das Wesen des Griechentums eingeführt. Das Verhältnis von Jupiter zum Mond innerhalb des synodischen Jahreslaufes beträgt genau 9 : 8 – es sind 398.8 Tage zu 354.5 Tagen. Der Hintergrund dieser Sternenbeziehung offenbart das eigentliche Wesen des ‹Epogdoon›. Die Durchdringung dieses ‹inneren Tones› führte zur weiteren Verwirklichung des Jupiterimpulses, der im Griechentum lebte und der als schönheiterfülltes Weisheitswirken in die Menschheit einstrahlen sollte. Und die Mondenkräfte – etwa in den Monden-Mysterien des Artemis-Tempels in Ephesus – führten die Jupiter-Weisheitskräfte in die Lebenstiefen hinein.

Diese verinnerlichte und geschlossene musikalische Erlebniswelt ließ die Erscheinung einer kosmischen Gestalt sichtbar werden, die in diese Tonwelt sich seelisch verleiblichte. In Platons Dialog ‹Timaios› wird diese Gestalt beschrieben. Sie ist die *Weltseele*, die aus der Weltensubstanz von Gott so gebildet wird, daß das Wesen dieser Gestalt in den von Substanz erfüllten kosmischen Zahlenverhältnissen zum Ausdruck kommt; es sind die gleichen Verhältnisse wie in der von Pythagoras geschaffenen Tonstruktur. In dieser Struktur wirken alle sieben Planetenkräfte einschließlich eines irdischen Elementes; denn es sind nicht nur sieben, sondern acht Töne; die Oktave ist nicht mehr nur eine Verdoppelung eines Anfangstones, sondern – nach dem Durchgang durch die anderen Töne, – ein neuer Ton für sich. Die Gestalt dieser Weltenseele erscheint inmitten der sieben Wandelsternkräfte als harmonischer Ausdruck unseres Planetensystems und trägt selber Irdisches in sich: die Erdenerkenntnis ihrer menschlichen Gestaltstruktur. Diese Weltenseele ist der nahe an die Erde herangekommene Logos, das göttliche Schöpferwort, das sich in diesem Zusammenhang nicht als Wortenthüller, sondern als Tonenthüller offenbart. – Auf der Erde erschien diese Gestalt als das cherubinisch-harmonische Wesen des JESUS VON NAZARETH. Er konnte aus den göttlich-kosmischen Klanggeheimnissen seines Wesens den Logos selber als das kosmische Christuswesen durch die Jordantaufe ganz aufnehmen. –

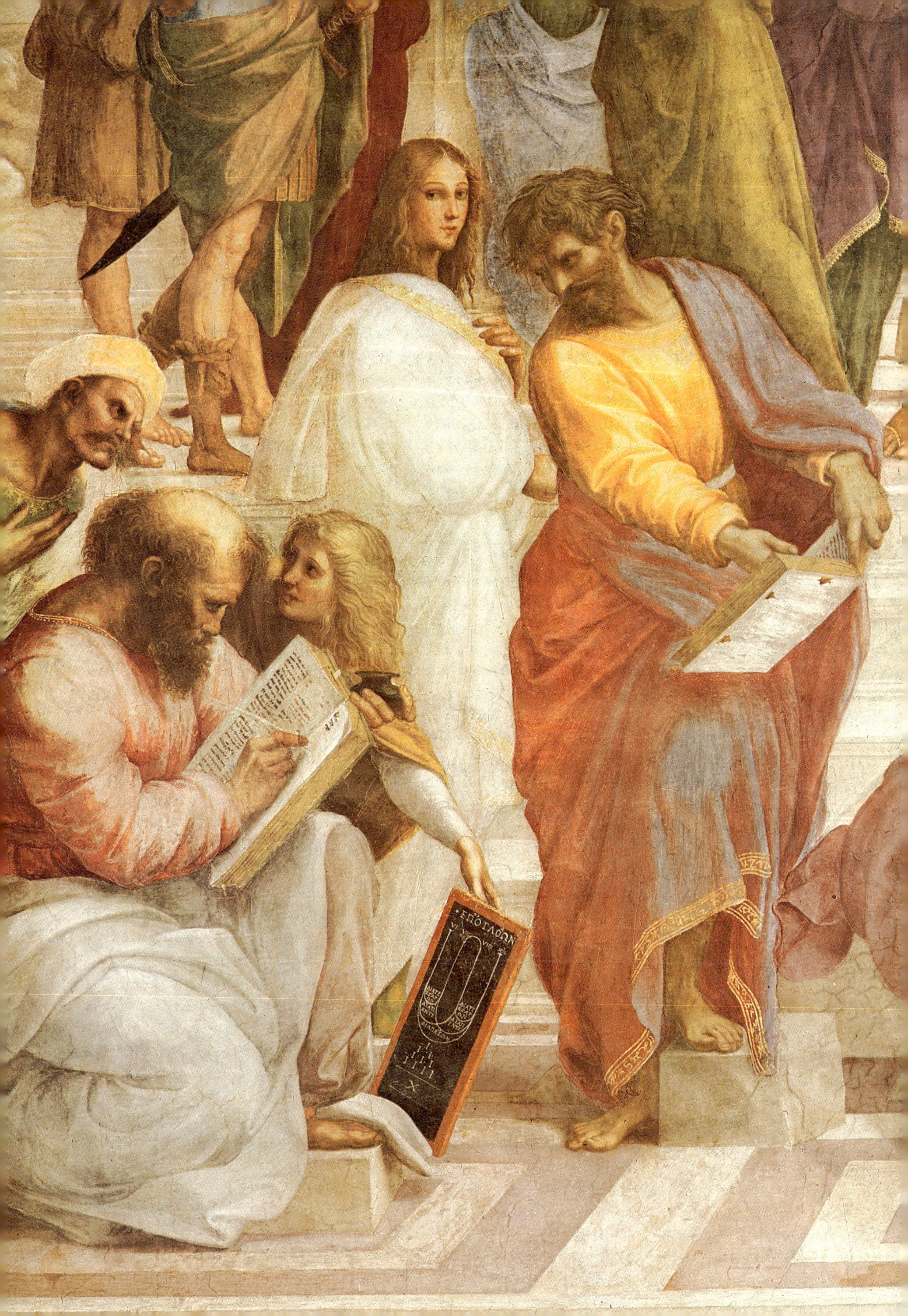

Diese erhabene Seelengestalt in ihrer klangdurchdrungenen Harmonie erscheint in Raphaels Fresko genau über der pythagoreischen Tafel. Sie ist die Verkörperung der platonischen Weltenseele, die zurückgehaltene Seele der Menschheit, die die schöpferisch-harmonischen Kräfte unseres Planetensystems in Wort und Tat zur Erscheinung bringen kann.

Der engelartige Bote mit der inhaltsreichen Tafel kniet an einer Stelle, wo sonst der Evangelist MARKUS zu erwarten wäre. Aus der geistigen Fragestellung dieses Bildes hat Raphael eine andere Aufstellung der Evangelisten gewählt als die sonst übliche. Seine Gegenüberstellung der Inhalte ist: Abstammung, Geburt und Kindheit Jesu auf der einen Seite und auf der anderen die Inkarnation des Christus-Logos als kosmisches Wesen. Damit werden Matthäus und Lukas zusammen dargestellt und nicht die Reihenfolge des Neuen Testamentes: Matthäus – Markus – Lukas. Markus als Evangelisten darzustellen wirft Fragen auf. Papias, einer der frühesten Kirchenschriftsteller (2. Jahrhundert), nennt ihn «Dolmetscher des Petrus». Er wird auch angesehen als der Johannes Markus der Jerusalemer Urgemeinde. Außerdem erscheint er als der Helfer des Paulus auf seiner ersten Missionsreise nach Griechenland. In Rom nennt ihn Petrus in einem Brief an die Diaspora-Gemeinden «mein Sohn». Besuche des Markus an den verschiedensten Orten werden in dieser Art erwähnt in der Apostelgeschichte und in den Briefen des Neuen Testamentes; Markus verschwindet immer wieder, um dann wie eine Erscheinung erneut aufzutauchen. Einen Höhepunkt erreichen diese Charakterisierungen, wenn angenommen wird, er sei der Jüngling, der bei der Gefangennahme Jesu nackt entfloh. – Markus ist als Mensch nicht faßbar, er ähnelt in seiner dynamischen Jugendhaftigkeit einem engelartigen Wesen. So ist auch das Evangelium, das er weitergibt: gedrängt in der Darstellung und von kosmischen Kräften durchpulst. In seinen Betrachtungen zum Evangelium schreibt Emil Bock über Markus: «Seine Kürze ist die Sprache einer großen kosmisch-willenhaften Konzentration, . . . ein Hauch aus den kosmischen Willensweiten der Zeitenführergeister ergießt sich in die knappen Worte.» Mit diesem Impuls beginnt Markus das Evangelium:

> Ἀ'ϱχὴ τοῦ εὐαγγελίου Ἰησοῦ Χϱιςτοῦ
> (Der Beginn der guten Botschaft Jesu Christi)

und zitiert dann den Propheten Jesaia:

> Ιδοὺ ἀποστέλλω τὸν ἄγγελόν μου πϱὸ πϱοσώπου σου
> (Siehe, ich sende meinen Engel vor deinem Angesichte)

In der von Raphael gemalten engelartigen Gestalt sind dieser von Jesaias verheißene Engel und das Wesen des Markus als Eines dargestellt. Dieses engelverwandte Wesen erscheint «vor dem Angesichte» des Lukas; hinter und über dem Kopfe dieses Wesens steht oder schreitet – unsichtbar für alle – derjenige, von dem am Anfang des Markus-Evangeliums die Rede ist: JESUS VON NAZARETH. Er steht jetzt im Bilde an einem neuen Ort. Er ist inzwischen ein Mann unter Männern geworden. – Als engelverwandtes Wesen kann der Evangelist Markus der Bote sein, der die umfassende Kunde vom kosmischen Wesen der Weltenseele

in Christus als Rätselfigur vor den beiden Evangelisten Lukas und Matthäus hinhält.
Wilhelm Stein hat in seinem Buch ‹Raffael› (1923) die Gestalt des Jesus von Nazareth in der ‹Schule von Athen› beschrieben. Er erwähnt zuerst eine vorbereitende Skizze in Windsor, auf der eine nach oben zeigende apollonische Gestalt zu sehen ist und fährt dann fort: «Der apollinische Jüngling der Zeichnung verschwindet im Fresko nicht ganz, ja er doppelt sich, so scheint es fast, wenn man den Apoll in der Nische gewahr wird und unter ihm im unteren Plane den weiß gewandeten Jüngling, der zwischen Männern und Knaben durchwandelt, niemand angehört, an keiner Rede, keiner Belehrung teilnimmt, durchwandelnd aber das Gesetz diktiert, nicht nur das Weistum geschriebenen und gesprochenen Wortes verkörpernd, nein mehr, eines Jeden Wandel mitbestimmend, ‹Erzeuger› auch und Maß der runden Halle, die ihn und die durch ihn Bestimmten umwölbt.» – Haltung, Gebärde und Bewegung dieser Gestalt sind so eng und harmonisch miteinander verwoben, daß sie als eine lebende Einheit erscheinen. Diese Einheit ruht in sich, ist aber von liebender Offenheit gegenüber der Umgebung. Die Kraft ihrer Ausgewogenheit strömt ein in den Tempelraum, «eines Jeden Wandel mitbestimmend». Aus diesem ruhigen, doch ausstrahlenden Gleichgewicht gehen die tiefen Gesetzmäßigkeiten hervor für das Denken und Tun der «Weltweisen» und werden zu ihrem Schicksal. Das Jesus-Wesen ist selber «der Ursachen Erkenntnis». – Als *salomonisches Kind* erscheint sein Erden-Ich bei der Säulenbasis am Bildrand. Es ist noch erhöht über die Menschengruppe um die Evangelienschreiber, doch auch zugleich noch außerhalb dieses Zusammenhanges. Das königliche Kind trägt alle Weltenerkenntnis aus den Weisheitshöhen zur Erde herab. Im Berühren des Buches zeichnet sich der weitere Schicksalsweg dieses Ich-Wesens ab: Es fügt sich in den irdischen Weisheitszusammenhang der Menschheit ein. Der Buchinhalt wird zur Säule erwachsen, die Säule wird den Weisheitstempel mittragen, deren Abbild in der Tempelhalle der ‹Schule von Athen› schon erscheint. – Im *lukanischen Jesus* lebt dieses königliche Ich-Wesen weiter nach dem Opfer-Ereignis im Tempel in Jerusalem; hier muß es sich mit der verhärteten Erdenweisheit der Menschen auseinandersetzen. Raphael hat das Bild erweitert: der lukanische Jesus befindet sich im Menschheitstempel der ‹Schule von Athen›; er steht auf der anderen Seite des Säulensockels und hat das Opfer des salomonischen Ich-Wesens in sich aufgenommen. Nur durch diese Opfertat kann er sich im Tempel halten. So steht er auch in Raphaels Darstellung völlig allein, auch ohne sichtbaren Bezug zu seinen Eltern vor ihm. Nach dem Tempelereignis kennt ihn eigentlich keiner mehr; er ist verwandelt. Aber auch der Raum über ihm verbleibt im Fresko völlig leer bis hinauf zu dem stehenden Apollon in der Nische. Aus diesem Raum strömen gewissermaßen die Gotteskräfte von oben ein. Und wie im Evangelium löst dieser verwandelte Jesusknabe um sich kräftige Seelenbewegungen aus: die brennenden Fragen nach seiner Abstammung und seiner unfaßbar-umfassenden Weisheit impulsieren die Menschengruppe vor ihm. Dann folgt die in den Evangelien nicht geschilderte Lebensepoche, wonach er als *30jähriger Jesus von Nazareth* wieder erscheint, bereit, die Taufe des Johannes und damit das einziehende Christuswesen völlig zu empfangen. So steht er dann auch in Raphaels

Fresko erhaben aufgerichtet in Weiß und Gold zwischen den schreibenden Evangelisten und der stehenden, auf das Buch zeigenden Gestalt. Sein Gang hat ihn vom Tempelrand durch den verwandelten Knaben am Säulensockel hindurchgeführt, und ungesehen ist er hinter Joseph, Matthäus und Lukas vorbeigeschritten. – Die Blickrichtungen der Kinder hat diese Gestalt im Wandeln beibehalten; sie offenbaren die Verwandtschaft mit den Engelwesen, die in den Diagonalstrahlen den irdischen Raum durchschauen, durchdringen und überwinden. Diese Augen blicken auf die Menschen, die sie anschauen; sie spiegeln dabei die Gestalten, die als erkennende Ebenbilder dieser Wesen im Menscheninnern vorhanden sind. – Jesus von Nazareth steht an dem Ort, der von unten durch die Tabula Pythagoreica gekennzeichnet ist; von oben zieht das kosmische Gotteswesen als Christus in ihn ein. Das Schreiten der Gestalt ist unmerklich, aber stetig. Es ist das Fortschreiten der Menschheit selber auf ihrem Wege durch Erkenntnis und Sein. Dieses Schreiten berührt die Menschenseele tief; die Füße der Gestalt sind fast nicht sichtbar. Auf der ‹Disputa› sind die schreitenden Füße des Geistes von Raphaels Jugend sichtbar; dies ist vom Menschlichen her verständlich und nachvollziehbar. Beim Jesus von Nazareth ist das Schreiten verborgen und damit verborgen der Ausdruck des Willens, der die Bewegung vollzieht. Dieser ist nur in den Untergründen zu ahnen als die Art, wie er mit der Erde verbunden ist. – Das lichte, früher noch durchscheinende Weiß seiner Gewandung fällt bis zu den Tiefen der unsichtbaren Bewegung. Es führt das Licht in diese Tiefen. Dort vereinigt es sich mit dem verwandten Weiß am Evangelisten Lukas. Auch er trägt weiße, durchscheinende Gewandung um seinen Unterkörper, denn er hat Jesus von Nazareth beschrieben in seiner Abstammung als den Sohn Gottes. Der goldene Saum des weißen Gewandes an der Jesus-Gestalt weckt die Erinnerung an das königliche Ich-Wesen des Zarathustra, das durch ihn hindurchgegangen ist.

Die durchgehende, unaufhaltsame Bewegung dieser Gestalt durch den Tempelraum der Menschen wird aber doch etwas angehalten. Ein kräftig gebauter Mann hält sie auf. Wer ist er? Die Gebärde des Jesus von Nazareth, die so unmerklich aus der verhaltenen Bewegung hervorgeht, beschreibt eine Beziehung zu der vor ihr stehenden Gestalt; diese Beziehung ist das tiefe Geheimnis eines Menschen. Nur die linke Hand der Jesus-Gestalt zeigt, wie ihre Fingerspitzen leise den Ort des eigenen Herzens berühren. Sein rechter Unterarm ist etwas nach innen in die Waagrechte gehoben; in seiner zarten Vorwärtsbewegung berührt der Handrükken fast den Rücken des Mannes, der vor ihm steht. Die hinweisende Gebärde enthüllt die Beziehung zwischen Jesus von Nazareth und diesem Manne; sie spricht von der Liebe zu diesem Menschen. – Dieser Mann ist Johannes der Evangelist.

Die Gestalt des Evangelisten Johannes erhebt sich mit der geistigen Vollmacht der Zeugenschaft. Der linke Fuß steht auf einem Marmorblock; auf dem erhöhten linken Oberschenkel hält er ein aufgeschlagenes Buch. Der rechte, fast ausgestreckte Arm zeigt mit Nachdruck auf den Inhalt des Buches. Sein Oberkörper neigt sich der Gruppe um die anderen Evangelisten zu; Kopf und Blick sind kraftvoll auf diese Gruppe gerichtet. Doch zugleich gilt dieses Neigen dem neben oder hinter ihm stehenden Jesus von Nazareth. Auch in Richtung seiner Brust

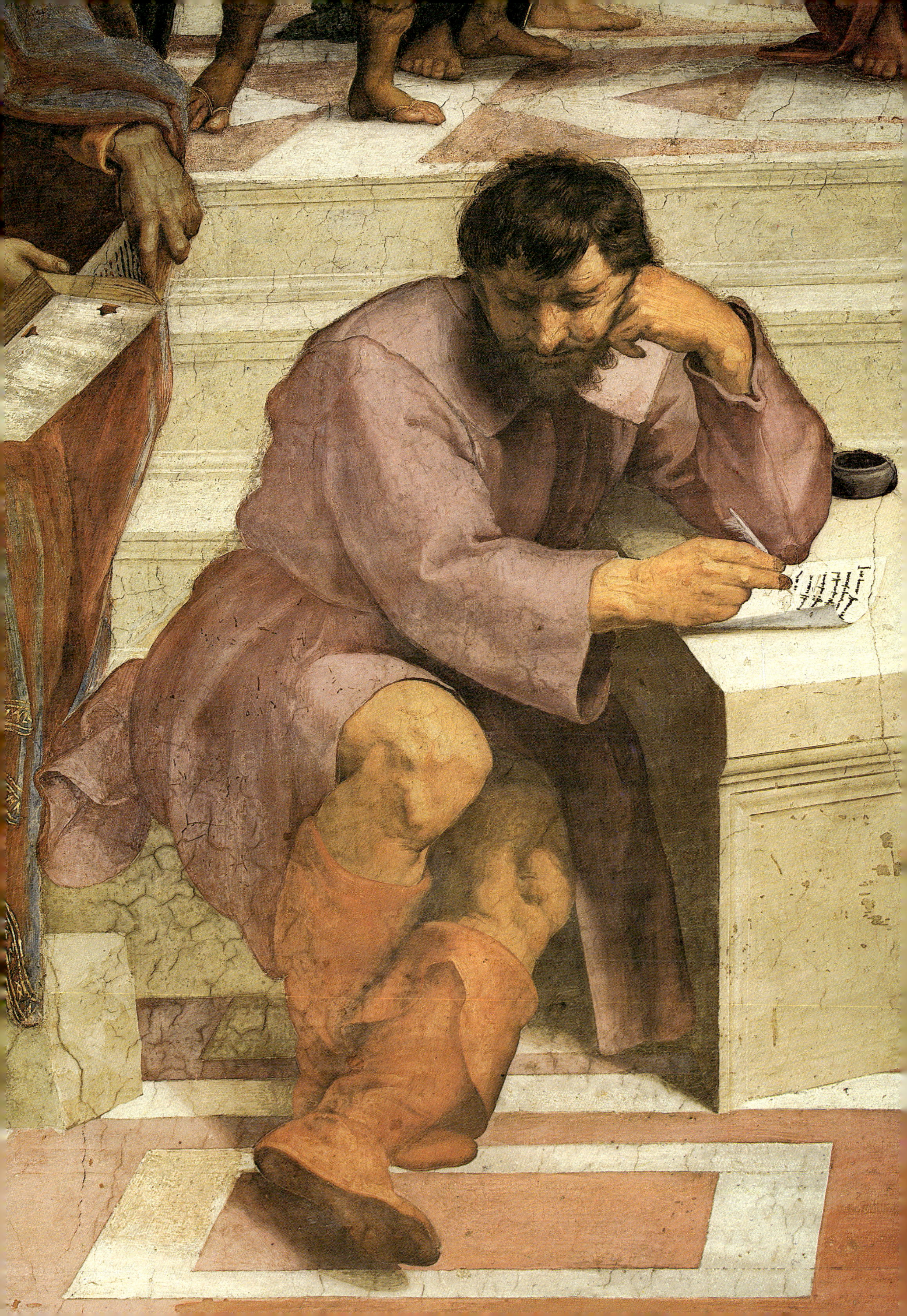

neigt Johannes seinen Kopf; er lauscht, was das Herz dieser Brust spricht. – Es ist die überraschende und in dieser Gestalt völlig neu und einmalig dargestellte Gebärde des Jüngers, «der an der Brust des Herren» beim Abendmahl lag. Nichts von irgendeiner Tradition ist hier noch vorhanden. Alles ist neu. Raphael malt wie aus eigenem individuellen Erleben und stellt das Doppelbild dar in seiner freilassenden und erhabenen Schönheit. – Des Johannes Gewandung ähnelt der des ‹Geistes von Raphaels Jugend› in der ‹Disputa›. Das gelbe Untergewand ist beibehalten; auch im oberen Teil das blaue Übergewand. Dessen kräftig nach unten ausladender Unterteil wechselt zwischen blau und rot. Die Farben haben sich angereichert und vertieft. Gegenüber der mehr traditionellen Darstellung des Evangelisten Johannes im oberen Teil der ‹Disputa› hat sich dieses Johannesbild zu unmittelbar-gegenwärtigem Leben verdichtet. Haltung und Gebärde des Johannes sprechen davon, daß alles, was in der Gruppe um Lukas gesucht und gefragt wird, bereits in seinem Buche aufgezeichnet ist. Doch es schaut keiner zu ihm hin, er wird nur von dem Wesen bemerkt und geliebt, das hinter ihm steht und von dem her er auf das Buch weist.

Dieses Wesen ist der LOGOS. Von ihm sprachen eigentlich alle Weisen in der ‹Schule von Athen›. Nachdem der große Denker in Ephesus, Heraklit, das Wort «Logos» im Sinne von Wort, Rede und Sprache begründet und es als das Gesetz beschrieben hat, das Kosmos und Mensch beherrscht, wirkten die Vorstellungen über den Logos in allen Denkern und Philosophen weiter. In den hellenistischen Mysterien der Dionysos-Kulte und der Orphik wurde vom hieròs lógos, vom heiligen Logos, gesprochen. Es war die geheime Lehre und Offenbarung. Die griechische Theologie erkannte in Hermes, dem altägyptischen Gott der Ordnung und der Weisheit, den Logos. Auch Helios und Pan wurden als Logos angesehen. Als dann im griechisch-sophistischen Denken der Logos relativiert wurde und der Begriff sich aufzulösen drohte, traten Sokrates und Platon auf: Sie beschrieben den Logos als «die Grundtatsache allen Lebens», – dieser deute alle Phänomene, muß aber auch aus den Phänomenen hervorgehen. Aristoteles ging noch weiter: «Das Tun der Menschen wird durch den Logos, das Verstehen, bestimmt, und er selbst vollzieht Verstehen und Reden, wenn er das Wort spricht.» In der weiterwirkenden Stoa sprach selbst Seneca noch vom Logos: «Die Natur gab uns den Logos unvollständig. Aber er kann vollendet werden.» In den jüdisch-griechischen Zusammenhängen in Alexandria (Ägypten) sprach der Leiter der jüdischen Gemeinde Philon vom Logos. Er sah in diesem dasselbe wie das Wort Gottes im jüdischen Sprachbereich. Er wurde bei Philon zu dem von Gott ausgehenden, persönlich gefaßten Mittler.

Der Logos war in den Jahrhunderten vor der Zeitenwende Weltenklang, Weltenordnung, Weltenwort und Weltensinn. Alles dies wurde zu einem Wesen zusammengefaßt in den ersten Worten, die Johannes seinem Evangelium als Prolog vorausschickt: «Im Urbeginne war der Logos, und der Logos war bei Gott, und ein Gott war der Logos.» Diese Enthüllung ist die letzte «Erkenntnis der Ursachen», wie Raphaels Fresko heißt. Nach dieser gab es keine mehr. – In der Logos-Offenbarung des Johannes erschien das Umfassendere und die letzte Erfüllung gegenüber den Fragestellungen der Pythagoreer auf der Tafel vor Lukas, aber auch gegenüber allen Fragen der Evangelisten nach den beiden

Abstammungen des Jesus. Daher steht Johannes in dieser Gruppe als die Gestalt, in der alle Fragen und Gegenüberstellungen sich zu einer höheren Einheit vereinigen. Johannes kann dies, weil er «der Zeuge ist». Am Ende seines Evangeliums spricht er es aus: «Dieses ist der Jünger, der alles dies bezeugt. Er schrieb es nieder und wir erkennen, daß sein Zeugnis die Wahrheit ist.» Johannes wurde zum einzigen und eigentlichen Zeugen nach der Gefangennahme Jesu. Bei dieser verließen Jesus alle anderen Jünger. Nur Johannes folgte ihm alleine in den hohepriesterlichen Palast, nur er nahm teil an allem, was danach geschah: Prozeß, Kreuzigung und Tod. Dadurch konnte sich ihm bei der Auferstehung die wahre Natur aller Begebenheiten in ihrer geistigen und auch physischen Gestalt enthüllen. Nur er war in diesem Sinne ein Zeuge. Johannes hat es niedergeschrieben. Raphael enthüllt, wie Johannes auf sein Zeugnis-Evangelium, eigentlich auf das Urevangelium, hinweist. In diesem ist sein Ewigkeitswesen begründet. – Von Johannes heißt es, er sei der Vorsteher der christlichen Gemeinde in Ephesus gewesen und im hohen Alter gegen das Jahr 100 nach Christus dort gestorben.

Hinter dem Säulensockel, zwischen dem Jesuskind und dem Knaben, steht eine mit Lorbeer bekränzte Künstlergestalt und liest in einem Buch. Es ist der als Raphaels Lehrer bekannte Maler PERUGINO (um 1448–1523). Im Wettstreit mit anderen Künstlern in Rom um 1487 feierte Perugino Siege über seine Mitstreiter; die Ergebnisse sind seine Fresken in der Sixtinischen Kapelle. Diesen siegesbekränzten Perugino stellt Raphael dar. In einer der Perugino-Fresken in der Sixtina, der ‹Schlüsselübergabe an Petrus›, ist sein Selbstbildnis zu sehen, es ist der fünfte Kopf von rechts. Auf Raphaels Fresko liest Perugino in der Bibel. Die großen Maler der Renaissance konnten ihre oft umfassenden biblischen Darstellungen nur bewältigen, indem sie vor der Arbeit die entsprechenden Bibelstellen lasen. Diese Lesungen führten auch zu der notwendigen Stimmung und Andacht. – Hinter Perugino steht ein Schüler, dessen Gesicht fast verborgen ist. Er hält seinen Lehrer mit beiden Händen an den Schultern und schaut über die eine Schulter in das Buch. Er ist eben noch ein Schüler ‹ohne Gesicht›. Ist es der junge Raphael, der in seiner bekannten Bescheidenheit sich als Lernender hinter dem bekränzten Meister verbirgt und anfänglich zeigt? – So wäre er hineinverwoben in den Gang der Jesus-Biographie.

Auf dem Entwurf-Karton zur ‹Schule von Athen›, in der Ambrosiana in Mailand, fehlt die Gestalt, die dem Fresko die letzte entscheidende Schwere gibt. Es ist der sitzende Mann neben dem Evangelisten Johannes, dessen linker Arm, auf einen großen Marmorblock gestützt, das sinnende Haupt trägt, während die Rechte schreibt. Diese Gestalt ist im mehrfachen Sinne der Schluß-Stein dieses Kunst-Bauwerkes; Raphael hat sie bis zuletzt im Geiste zurückgehalten. – Die Kleidung dieses Mannes unterscheidet sich von den Gewandungen aller anderen Gestalten; sie ist moderner und gehört eigentlich nicht in den Tempel. Der Mann trägt ein Reisekleid oder den Mantel eines Wanderers. Dazu passen die kräftigen Stiefel, auch sie gehören nicht in den Tempel. Sie taugen zu weiten Wanderungen; auch die starken Beine und Knie weisen auf einen Wanderer. Im Gegensatz dazu steht die Haltung des Mannes: er ist tief in das Innerste seines Wesens hinabgestiegen und völlig in sich versenkt. Aber nicht, um nur allein für sich und mit sich zu sein. Das Erfahrene soll in Worte gefaßt, soll niedergeschrieben werden. Als Schrift-

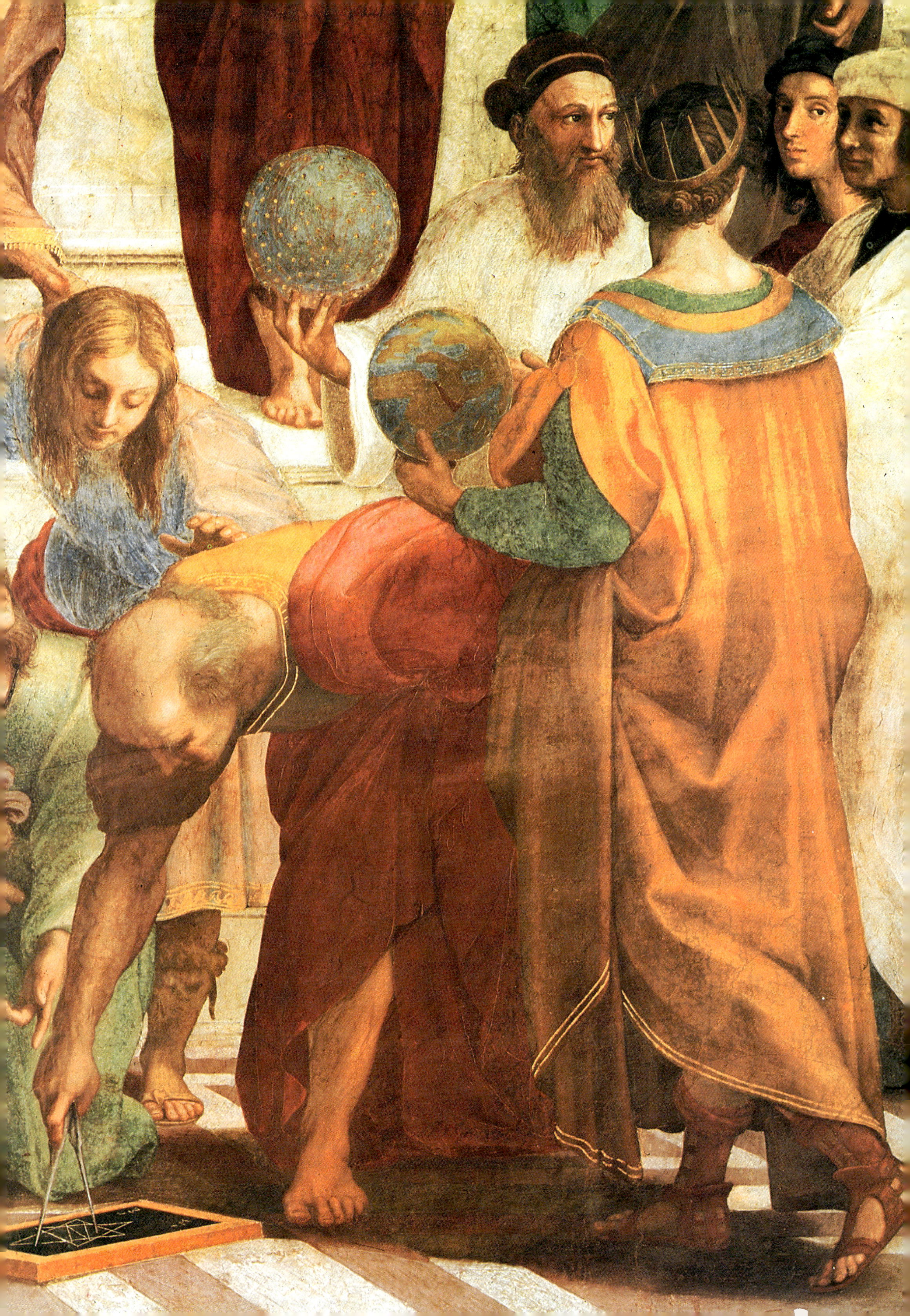

stück kann es für jemand anderes bestimmt sein. – Ein großer Wanderer und ein tiefer Denker: der Apostel PAULUS. Auf vielen und langen Missionsreisen durchwanderte er Kleinasien und Griechenland und begründete die christlichen Gemeinden. Diesen schrieb er in Zeiten der Ruhe seine Briefe. Hierbei hat ihn Raphael dargestellt. Auch Paulus denkt nach über das Wesen der Erkenntnis, etwa in Sätzen im ersten Brief an die Christen in Korinth: «Wer meint, etwas erkannt zu haben, der hat noch nicht erkannt, wie wahre Erkenntnis entsteht. Wer aber Gott liebt, der wird von ihm erkannt» (8,2).
Paulus war im Bereich des Hellenismus aufgewachsen. Er konnte und mußte in griechischen Gedankenformen sich denkerisch mit dem auseinandersetzen, was ihm widerfahren war. Als früherer Gegner der Urchristen verfolgte er diese; er hieß damals Saulus und war bei der Steinigung des Stephanus dabei. Er verfolgte diese Christen, weil seine Messias-Schau eine andere war. Saulus sah den Christus noch als majestätische Zukunftsgestalt im Übersinnlichen, als noch nicht auf der Erde dagewesen. Seine Erziehung als Pharisäer formte seine Willensstruktur in Richtung des überirdischen, noch kommenden Messias. Die Kunde von Jesus war ihm ein Grauen. Da brach bei Damaskus völlig unerwartet das übersinnliche Licht in sein Dasein ein. Als Ursache dieses Leuchtens sah er eine Gestalt, die sprach: «Ich bin Jesus, den du verfolgst» (Apg. 9,5). Zu seiner früheren Christus-Schau fügte sich Jesus hinzu, als auferstandener Christus Jesus im Bereich des Irdischen. Paulus erblindete zunächst und erhielt das Augenlicht erst wieder nach drei Tagen. – Er wurde nach einigen Jahren der Verkünder und Verbreiter des Christentums in der gesamten kleinasiatisch-griechischen Welt. – Wie sollte Paulus das Damaskus-Ereignis verstehen, wenn das Licht der Auferstehung in einen Menschen einbricht, der die Jünger des Auferstandenen verfolgt? Es ist ein tiefer Lebenswiderspruch. Wessen Wille wirkt da im Menschen? Wie kann er sich da zur Freiheit stellen? Hat dann der Mensch einen eigenen Willen? Im Verfolgen dieser entscheidenden Fragen wird Paulus zum größten aller Philosophen. Er erreicht die Gipfelhöhen und die Wesenstiefen menschlicher Erkenntnis. Daher kann er weiterschreiben im selben Brief an die Korinther: «Noch ist unsere Erkenntnis Stückwerk wie auch unser prophetischer Sinn; wenn wir aber dem Ziele näher kommen, so hört das Stückwerk auf . . . Wir sehen jetzt alles wie in einem dunklen Spiegel, alles erscheint uns wie Rätselbilder. Einmal aber werden wir Angesicht in Angesicht schauen. Jetzt ist mein Erkennen Stückwerk, einmal aber werde ich zur wahren Erkenntnis gelangen, in welcher Erkennen und Erkanntwerden eins sind» (13, 9–12).
Im Bilde Raphaels schließt Paulus die Reihe der Evangelisten ab als der fünfte Evangelist. Im erleuchteten Dunkel seiner Versunkenheit sucht er im Bewußtseinslicht, was den anderen Evangelisten im Licht der Sinneswahrnehmung gegeben wurde. Nichts verbindet ihn hier mit seiner Umgebung; er ist allein, der Mensch, der im Erinnern des überstrahlenden Ereignisses bei Damaskus seinen weiteren Weg gehen muß. Dabei versorgt er die von ihm begründete neue Christenheit mit Briefen, die zu einer Gedanken-Wegzehrung für Jahrtausende werden. Albert Schweitzer nannte Paulus deshalb «den Schutzheiligen des Denkens im Christentum».
Als im vorigen Jahrhundert Herman Grimm die Vorstellung bildete, auf der

‹Schule von Athen› sei der Einzug des christlichen Denkens in die griechische Welt dargestellt, hatte er Wesentliches getroffen. Nur hatte er zugleich die irreführende Vorstellung, daß auf einem Bilde, worinnen das Erkenntnisleben im Abendland dargestellt wird, der *predigende* Paulus abgebildet werden könnte. Das führte zu Verwirrungen. Auf einer ‹Schule von Athen› und noch mehr bei ‹Der Ursachen Erkenntnis› kann es nur der *denkende* Paulus sein. Diesen hat Raphael in den Dimensionen seiner Größe und Tiefe dargestellt.

Paulus hatte auch Ephesus besucht. Er erfuhr dort die späten und einseitigen Nachwirkungen der Artemis-Verehrung. Raphaels Paulus mag im Anblick des Marmorblockes auch über die großen heidnischen Denker nachsinnen, die durch viele Jahrhunderte die Erkenntnisse in Mysterien, Schulen und Tempeln gesucht haben und alle im Geiste um ihn stehen, wenn er in dem Brief an die Epheser schreibt: «Nun seid ihr keine Fremdlinge und Gäste mehr; ihr seid Mitbürger derer, die sich heiligen, und Hausgenossen Gottes selbst. Ihr gehört zu dem Hause, das auf dem Fundament der Apostel und Propheten erbaut ist; der Grundstein ist der Christus Jesus, in ihm wächst der ganze harmonisch gefügte Bau zu einem heiligen Tempel empor; das ist, weil er der Herr ist, in dessen Namen auch ihr mitauferbaut werdet zu einer Behausung Gottes im Geist» (2, 19–22).

Ein schöpferisches Kompositionsgeheimnis der ‹Schule von Athen› ist der ausgesparte Raum der Bildmitte. Die beiden Mittelgestalten schreiten auf diesen zu; Paulus ist als Abschluß in diesen Mittelraum eingefügt, und Diogenes kann nur liegend dort sein. Dieser Raum ist eine sonnenhafte Lichtsphäre. – Durch die geistdramatische Bewegungsentwicklung im Fresko wird dieser Lichtraum auch von der einen zur anderen Seite durchquert. Die Fortsetzung des Jesus-Weges ist der Hindurchgang durch diese sonnenhafte Tempelsphäre. In ihr wird sich die Begegnung und Durchdringung mit dem fortschreitenden Wesen des platonischen und aristotelischen Denkens ereignen; das erfüllte Christus-Logos-Mysterium wird dadurch offenbar. Am rechten Bildrand angekommen, wird das Ende dieses Weges geistig-physisch sichtbar. Erdenmenschen und Geistgestalten werden abgebildet.

Am rechten Bildabschluß steht eine Gestalt ganz in Weiß; sie trägt auch eine weiße Kopfbedeckung. Die Füße sind nicht sichtbar. Hinter dem Kopf dieser Gestalt, ein wenig zur Bildmitte gerückt, ist ein zweiter Kopf so gemalt, daß der Eindruck einer Einheit der beiden Gestalten entsteht. Ihre Arme sind nicht sichtbar; ihr Stehen ist voller Ruhe. Alle Bewegungen sind zum Stillstand gekommen. Aus Haltung und Gesichtszügen dieser Gestalten spricht ein klarer Edelmut der Seele. – Raphael hat hier seinen Malerkollegen dargestellt, der vor ihm die Arbeiten in der Camera della Segnatura besorgte und der ihm weichen mußte. Die Gestalt in Weiß ist SODOMA, eigentlich Giovanni Bazzi (1477–1549). Er war sechs Jahre älter als Raphael. Gut bekannt ist heute noch sein Werk in der Villa Farnesina in Rom ‹Die Hochzeit Alexander des Großen mit Roxane›. – Sodomas Gestalt an dieser Stelle enthüllt Raphaels Verhältnis zu seinen Mitmenschen; seine Liebe war moraldurchdrungen, die Moral liebedurchdrungen. Hierdurch entstand – malerisch gestaltet – die Verklärung seiner Mitmenschen. – RAPHAEL selber ist als Porträt hinter Sodomas Kopf sichtbar. Es ist sein physiognomisches Selbstbildnis in der ‹Schule von Athen›. Die klaren braunen Augen schauen fragend auf den Betrachter; Seelenwärme strömt noch nach vielen Jahrhunderten von diesem Bild-Antlitz aus. Doch sind darinnen auch die ersten Spuren einer Geistesanstrengung, die niemals ganz überschaubar sein wird für seine Mitmenschen.

Oberhalb des Raphael-Hauptes eilt im Hintergrund eine zurückblickende Gestalt aus dem Fresko heraus, eine Gegengestalt zum hineineilenden Boten auf der gegenüberliegenden Bildseite. Ihr rechter Arm ist schon zu einem Teil außerhalb des Bildes; der linke greift nach vorne über auf die rechte Seite, so daß seine Hand über Raphaels Haupt sichtbar wird und dieses leicht zu berühren scheint. Die schnell entfliehende Zeit deutet auf Raphael als den Genius, der vermag, den Zeitenstrom so aufzuhalten, daß ein geist-offenbarender Bildraum entsteht.

Vor dem Selbstbildnis Raphaels hält eine Gestalt einen Sternenglobus; sie trägt ihn vorsichtig auf ihren Fingerspitzen. Die rote Kopfbedeckung ist mit einem Goldband verziert, ein violetter Überhang reicht fast bis an das Handgelenk; dort wird ein weißes Kleidungsstück sichtbar. – Der Umhang ist ein Priesterkragen; der hervorblickende weiße Ärmel eine Alba. Die Gestalt stellt einen Priester dar. – Auf der ‹Disputa› hält Gott-Vater die Sternenkugel. Dieses Halten ist ein Ausdruck des Vaterwillens, der in den Sternensphären wirkt und die Sternenkräfte trägt. Ein Mensch im üblichen Sinne kann nicht in diesem Zusammenhang mit der Sternenkugel in der Hand abgebildet werden. Auch nicht ein Astronom. Es gibt eine Menschengestalt, die übermenschliche Züge trägt und in Verbindung mit dem Sternenglobus gesehen werden kann. Sie wird das erste Mal im Alten Testament erwähnt. Als der Erzvater Abraham von siegesreichen Kämpfen zurückkam, begegnete ihm eine Gestalt, die wie aus einer anderen Welt zu stammen schien. Sie wird vorher nirgendwo erwähnt und erscheint später auch nicht mehr. Sie trägt den Namen MELCHISEDEK, dessen Bedeutung ‹König der Gerechtigkeit› ist. Da er König in Salem war und ‹Salem› ‹Frieden› bedeutet, wurde er auch ‹König des Friedens› genannt. Die zusammenfassende Bezeichnung für ihn war ‹Priester des Allerhöchsten›. Er trat hervor mit Brot und Wein für Abraham. Dieser opferte ihm von da ab den Zehnten seines Besitzes. – Diese erhabene Geist-Erscheinung wird nur noch einmal im Alten Testament erwähnt, im 110. Psalm Davids. – Erst im Neuen Testament wird diese Gestalt wieder beschrieben, im Brief an die Hebräer. In der Rückschau auf die Ereignisse des Jesus-Lebens wird darauf hingewiesen, wie durch dieses Leben die Gestalt Melchisedeks zur Erscheinung kam: «Ohne Vater, ohne Mutter, und ohne Ahnen, ohne Anfang der Tage und Ende des Lebens, ist er ähnlicher Natur wie der Sohn Gottes; er ist der Träger des Priestertums für immer» (7,3). – Das irdische Wirken des Sohnes hat diese Geistesgestalt wieder zur Erscheinung gebracht. Sie hat das Aussehen eines Menschen, ist aber eigentlich ein Wesensabbild des Vatergottes. Im umfassenden Priestertum bringt Melchisedek die Vaterkräfte zum Ausdruck. Im irdischen Lebensbereich sind diese die Kräfte der Substanzen von Brot und Wein. Im Bereiche des Geistes enthalten sie die Vollständigkeit aller Sternenkräfte, die im Sternenglobus veranschaulicht werden. In den Sternenwelten liegt das Wesen der Gerechtigkeit verborgen; es spricht sich im Schicksal aus. Die letzte Erfüllung der Gerechtigkeit erfährt das Menschen-

schicksal erst, wenn es das nachtodliche Leben oder das Dasein zwischen Tod und Geburt miteinbezieht. Das Menschenwesen verbringt dieses übersinnliche Dasein in den Sternenbereichen. Die darinnen wirkenden väterlichen Kräfte führen die Gerechtigkeit herbei, den Ausgleich seines Schicksals. Damit ist auch ein Aspekt des Friedens gegeben. Die Ruhesubstanz der Sternensphären sucht das Menschendasein zu erreichen, auch während seines Erdenlebens. Daher wird Melchisedek auch ‹König der Gerechtigkeit und des Friedens› genannt.
Auf dem Fresko schaut der hohe Priester Melchisedek auf Raphael, – dieser hat sich völlig hineingestellt in die Schicksalszusammenhänge der Menschen und wurde selber ein Ausdruck des Menschenschicksals. In der Darstellung Raphaels wird die entscheidende Verbindung Melchisedeks zum Jesus-Leben durch die ähnliche violette Farbe ausgedrückt, die an Melchisedeks Priesterkragen wie auch am Kleide des Jesusknaben erscheint. (Bei diesem ist dieser Farbton jetzt auf dem Originalbild völlig, bei jenem fast ganz verblaßt.)
Der Erscheinung Melchisedeks gegenüber steht eine Gestalt, die den Eindruck des Unbekannten und Geheimnisvollen hervorruft. Denn ihr Antlitz ist nicht sichtbar. Dagegen ist das Übrige an der Gestalt eindeutig: es ist ein König. Die Krone auf dem Haupt, der lange goldene Mantel und der würdevolle Schritt enthüllen das Königliche. Der Erdenglobus wird von diesem König getragen. – Wie bei Melchisedek ist durch diese Darstellung auf eine Erscheinung hingedeutet, die der Träger umfassender Kräfte ist und nicht unmittelbar im Sinnenbereich gefunden werden kann. Die Erdkugel ist Ausdruck irdischer Kräfte und Erdenweisheit. Diese betreffen den verleiblichten Menschen. So ist auch der ganze Mensch sichtbar in Raphaels Darstellung dieser Gestalt. Darüber hinaus bewegt dieser Mensch seine Glieder im Schreiten. Doch ist sein Antlitz verborgen und damit sein tieferes Wesen. Es ist das Abbild des ZOROASTER oder ZARATHUSTRA, wie dieser als mythische Gestalt seit Jahrtausenden in der Menschheit lebt. So ist er schon von Platon erwähnt worden. Eine historische Person mit diesem Namen in einer viel späteren Zeit ist der Zarathustra des 7. Jahrhundert in Persien. Er hat diesen großen Namen angenommen und wurde damit eine späte Erscheinung der Wesenskräfte, die lange in der Menschheit gelebt haben als Ausdruck des ursprünglichen Zarathustra. Durch die Weisheit der Zarathustra-Kräfte wurden in der frühesten persischen Zeit Gräser zu unseren bekannten Getreidearten veredelt. Wilde Tiere wurden zu Haustieren gezüchtet, Ackerbau und Viehzucht entstanden als Grundlagen unserer heutigen Lebenszusammenhänge. – Dieser Zarathustra-Geist lebte in dem salomonischen Jesus. Er war es, der mit seiner Weisheit im Tempel zu denken begann im nathanischen Knaben. Er opferte sich in das Jesus-Leben hinein, so daß dieses eine irdische Weisheitsgrundlage erhielt für die herabkommende neue himmlische Weisheit. Als der Christus selber bei der Jordantaufe den Erdenleib zu ergreifen begann, ging das Zarathustra-Ich in einen anderen Zustand über. – Sein Ich ist das Königtum des Menschen, insofern der Mensch sich irdische Erkenntnisse erringt und mit diesen die Erde durchdringt und gestaltet. Von seinem Wesen ist die Rede, wenn die Bergpredigt des Matthäus-Evangeliums davon spricht, daß die Sanftmütigen die Erde erben werden. Diese Erkenntniskräfte führen schließlich den Menschen zu Wissenschaft und Technik und zu ihrer Handhabung. Friedrich Nietzsche ahnte etwas

vom Wesen dieser Geisteskräfte, als er sein Werk ‹Zarathustra› schrieb, doch nahm diese Gestalt dann bei ihm einen völlig anderen Charakter an. – In Raphaels Darstellung ist die Verbindung zwischen Zoroaster und dem Evangelisten Matthäus, der das Kindesdasein dieser Individualität beschrieb, in der fast gleichen Farbe ihrer Gewandungen gegeben: goldgelb bis goldbraun. Zugleich befinden sich das salomonische Jesuskind und die Zarathustra-Gestalt fast an den entsprechenden gleichen Orten im Tempelraum: an der Anfangs- und Endseite, in der Nähe der säulenartigen Ornamentik. – Auch Zoroaster blickt auf Raphael, denn dieser wirkt mächtig durch seine Kunst im irdischen Sinnenwesen; er verwendet die Erdenstoffe und verwandelt sie so, daß diese zu Geistbildern werden. – Der hohe Priester Melchisedek ist die Urgestalt des Religiösen im Christentum, er bringt den Menschen die Sternenkräfte. Das Königs-Ich des Zarathustra offenbart die Weisheit, die zur Erde führt, und der Weltenmaler Raphael enthüllt das wahre Wesen der Kunst. Auf der ‹Schule von Athen› stehen sie vor dem Menschenauge als Religion, Wissenschaft und Kunst in ihrer eigentlichen Zusammengehörigkeit. Ihre Geistesgestalten vereinigen in sich alles, was auf der ‹Disputa› und der ‹Schule von Athen› geoffenbart worden ist.

RUDOLF STEINER UND DIE FRESKEN RAPHAELS

Im Jahre 1909 wurde die Einweihung des neuen Raumes der damaligen Theosophischen Gesellschaft in Berlin von Rudolf Steiner vorgenommen. Der Berliner Zweig war der Ausgangsort für seine umfassende Lehrtätigkeit. Der neue Raum sollte dieser Tätigkeit weiter dienen. Er wurde von Rudolf Steiner als erster Zweigraum ganz in Blau gestaltet. Zwischen den Fenstern waren Büsten von Schelling, Hegel, Fichte und Novalis aufgestellt; außerdem hingen dort zwei Radierungen der Stanzen Raphaels, der ‹Disputa del Sacramento› und der ‹Schule von Athen›. Der Vortrag am 5. Mai zur Einweihung dieses Raumes enthielt eine ausführliche Besprechung der beiden Werke Raphaels. Sie wurden in die großen Zusammenhänge der Menschheit hineingestellt. Hierbei sprach Rudolf Steiner davon, daß auf beiden Bildern jeweils zwei Frauengestalten abgebildet seien. In der ‹Schule von Athen› sei es die Gestalt im weißen Gewand, die auf der linken Bildseite steht; auf der rechten wurde die Gestalt nicht näher beschrieben. Die linke Frauengestalt sei noch nicht berührt von dem, was nur an den sinnlich wahrgenommenen Dingen haftet; in ihrem Ausdruck erscheint, was in den Köpfen und Seelen der Männer um sie herum lebt. Auf der rechten Bildseite ist dasselbe Motiv sichtbar, nur nimmt hier die Frauengestalt lebhaften Anteil an dem, was die Männer tun: «Die Blicke folgen schon dem, was der menschliche Geist hervorgebracht hat.» Rudolf Steiner führt weiter aus: Die Darstellung der ‹Disputa› sei ähnlich, die weiblichen Gestalten seien hier die schreitende Jünglings-Erscheinung in Gelb und Blau auf der linken und die schreibende Gestalt bei Augustinus auf der rechten Seite. Das Bildgeschehen schreitet vor von der linken, wo eine Art Gefühls- und Enthusiasmus-Christentum sichtbar ist, zur rechten Seite, wo die christlichen Philosophen das christliche Weisheitsgut wissenschaftlich verarbeiten.

Rudolf Steiner beschreibt die notwendige Zusammengehörigkeit beider Bilder. Im Verfolgen der Motive könne ein großer Teil menschlicher Geschichte rekonstruiert werden, wie diese aus der Antike bis in das späte Mittelalter sich entwickelt habe. Die ‹Schule von Athen› stelle die vorchristliche Zeit dar, wo nur die bloße Sinnenwelt den Menschen umgab, und die ‹Disputa› den Einzug des Christentums. – Aus diesen beiden Bildern könne ein drittes hervorgehen für die Theosophen (Anthroposophen). Dieses würde durch den von Christus gesendeten Geist entstehen. Heute seien aber die Modelle für ein solches drittes Bild noch nicht vorhanden.

Am 1. Januar 1911 begann Rudolf Steiner über das Wesen Johannes des Täufers zu sprechen. In Stuttgart enthüllte er in der Vortragsreihe ‹Okkulte Geschichte›, wie dieses Wesen nicht nur früher im Propheten Elias gelebt hat, sondern auch später in der europäischen Geschichte in dem Maler Raphael und dem Dichter

Novalis. Er griff dieses Thema am 2. Mai 1912 in Berlin wieder auf und sprach über die Verkörperungsreihe des Täuferwesens. Rudolf Steiner wies in diesem 5. Vortrag der Vortragsreihe ‹Der irdische und der kosmische Mensch› weiter hin auf die vierfache christliche Heroldschaft dieses Wesens für unsere Gegenwart. In diesem Zusammenhang kam er auf die beiden Fresken Raphaels zu sprechen. Die Anschauungen im Vortrag zur Einweihung des neuen Zweigraumes in Berlin tauchen hier nicht mehr auf; sie erschienen auch später nicht mehr. Statt dessen vertrat Rudolf Steiner eine Auffassung für den Inhalt der ‹Schule von Athen›, die der Kunsthistoriker Herman Grimm in seiner Raphael-Biographie (1872) geltend gemacht hatte. Rudolf Steiner kannte Herman Grimm gut, hatte seine Werke aufgenommen und erwähnt ihn besonders in diesen Vorträgen. Herman Grimm war zu der Überzeugung gekommen, das Fresko sei nicht eine Beschreibung griechisch-philosophischer Zusammenhänge, sondern es stelle den predigenden Apostel Paulus in Athen dar, so wie es die Apostelgeschichte in Kapitel 17 beschreibt. Diese Auffassung stand im Gegensatz zu allen Empfindungen und Vorstellungen, die im 19. Jahrhundert über das Bild vorhanden waren. Es wurden sämtliche Philosophenschulen und Persönlichkeiten des griechischen Geisteslebens in dem Bild gesucht, und es wurde nicht vor absurden und grotesken Deutungen zurückgewichen, nur um bestimmte Vorstellungen dem Bilde aufzuzwingen. Hinzu kam später der zunehmende Reiseverkehr mit dem aufkommenden Tourismus; dabei wurde meistens sofort auf das Reisebuch Baedeker zurückgegriffen, um hier nachzulesen, was auf den Fresken abgebildet ist. In bezug auf den tiefen Inhalt des Bildes bedeuteten alle diese Gedanken und Praktiken eine Verschüttung dessen, was Raphael eigentlich dargestellt hatte. Dagegen erschien Herman Grimms Erlebnis am Bilde neu. Seine Anschauung, daß Paulus auf dem Fresko sei, war aber schon einige Jahrzehnte nach Raphaels Tod aufgekommen. Giorgio Ghisis veröffentlichte 1550 (etwa 40 Jahre nach Entstehung des Freskos) einen Stich mit Text, der beschreibt, wie auf dem Fresko Paulus auf dem Areopag in Athen steht und den Athenern verkündet, wer ihr unbekannter Gott sei. – Doch war deutlich, daß Herman Grimms Erlebnis eigenständig und ursprünglich war. Rudolf Steiner griff Grimms Auffassung auf und vertrat sie mit Begeisterung. So in dem Vortrag vom 2. Mai in Berlin, in Köln am 8. und in München am 16. Mai. Es handelte sich dabei immer darum, daß eine der Mittelgestalten der ‹Schule von Athen› Paulus sei, wie er vor den Athenern predigt: «Wir fühlen, daß Raphael eigentlich jenen Moment hinstellen wollte, da Paulus unter die Griechen trat, Ja, wenn Sie genau im Evangelium nachsehen, so finden Sie sogar in jener Gestalt mit der bedeutsam weisenden Gebärde eine Persönlichkeit aus dem Evangelium. So daß man im Evangelium sogar das Modell für eine Persönlichkeit dieses Bildes sehen könnte: nämlich für die Persönlichkeit des Paulus» (2. 5. 1912). «In Wirklichkeit zeigt es die Gestalt des Paulus, die Athener bekehrend über das Grundwesen des Christentums. Da hat Raphael etwas gegeben, was wie eine Heroldschaft des über den Konfessionen stehenden Christentums erscheint. Wenig ist das verstanden worden bisher, der tiefe Sinn dieses Bildes ist den Menschen noch nicht aufgegangen» (8. 5. 1912).

Herman Grimms Auffassung hatte wie eine Befreiung auf Rudolf Steiner gewirkt. Er konnte sich mit ihr verbinden. Was er diesbezüglich in Vorträgen wiedergab, waren Inhalte von Grimms Raphael-Biographie. Dabei klang etwas mit in den Darstellungen Rudolf Steiners, das aus seinen Erfahrungen am Bilde in Rom stammte. Er sah, wie viele Betrachter der Fresken die Fähigkeit verloren hatten, den Bildinhalt unmittelbar zu erleben. Den Baedeker, der dann aufgeschlagen wurde, erwähnt er oft. Dasselbe erkannte er an der Literatur in Verbindung mit den Fresken. Das rief in Rudolf Steiner eine starke Reaktion hervor, eigentlich eine Emotion. Aus dieser heraus konnte er noch ein Jahr später, bei der Einweihung des Anthroposophischen Zweiges in Erfurt, die scharfen Urteile von 1912 wiederholen: «Gewöhnlich werden die beiden mittleren Gestalten aufgefaßt als Plato und Aristoteles. Das ist eine falsche Darstellung, und wer sich nach der Art des Baedeker mit dem Bild beschäftigt, welcher sagt, die einzelnen Figuren stellen diese oder jene Persönlichkeiten dar, der wird nicht viel aus dem bedeutenden Bilde herauslesen können. Die eine Gestalt nämlich ist Paulus, der in Athen auftritt unter den Philosophen» (13. 4. 1913).

Neben diesen Aussagen wurde es deutlich, daß Rudolf Steiner immer wieder durch seine okkulten Forschungen wichtige Inhalte des Bildes berührte. Die Problemstellung in der ‹Schule von Athen› ließ ihn nicht los. So teilte er auch in dem eben erwähnten Vortrag mit, daß ihn «eine verhältnismäßig frühverstorbene Seele» aufmerksam gemacht hatte auf den Zusammenhang zwischen der rechten und linken Seite des Bildes. Es wurde ihm gesagt, es hätten ursprünglich Worte aus dem Lukas-Evangelium auf der Tafel gestanden, und diese seien später übermalt worden mit Worten aus der pythagoreischen Schule. Dies wird zwei Wochen später wiederholt in einer Fragebeantwortung in Düsseldorf am 27. 4. 1913, wo der geistige Ursprung der Aussage präzisiert wird: «. . . was in den Gedanken von Raphael geblieben ist von diesem Bilde.» Rudolf Steiners geistiges Erlebnis entspricht der erwähnten frühen Kopie dieses Bildausschnittes von Agostino Veneziano, wo ein Text in griechischer Sprache auf der Tafel zu erkennen ist und Veneziano die schreibende Gestalt als den Evangelisten Lukas bezeichnet. (In Raphaels Geist und in der Ausarbeitung des Gesamtbildes ergaben sich gewiß verschiedene Phasen der Ideenbildung und der Skizzierung, bis die letzte entscheidende Gestaltung gefunden wurde.) Rudolf Steiner beschloß die ersterwähnte Aussage über die Evangelienstelle auf der Tafel – nach einem Hinweis auf die Vorgänge auf der rechten Bildseite – mit der Feststellung: «Also wurden aus der Sternenkunde heraus Evangelien geschrieben.» – In diesen Jahren beschäftigte sich Rudolf Steiner nicht äußerlich-phänomenologisch mit den Fresken Raphaels; bei seinen okkult-intuitiven Forschungen traten ihm öfters bestimmte Inhalte der Fresken entgegen.

Ende Juli 1916 beginnt Rudolf Steiner mehrere Vortragsreihen, die später unter dem Titel ‹Kosmische und menschliche Geschichte› zusammengefaßt wurden. In dem Vortrag vom 16. September in der Reihe ‹Innere Entwickelungsimpulse der Menschheit› spricht er nach über dreijähriger Pause wieder über Raphaels Fresken. Die Aussagen konzentrieren sich jetzt immer mehr auf die ‹Schule von Athen›. Es war deutlich, daß die Fragestellung zu diesem Bilde im Laufe der Zeit zugenommen hatte und intensiver wurde. In diesem Vortrag beginnen die Modifikationen seiner bisherigen Aussagen: «Gestritten wird, wie ich Ihnen öfters schon gesagt habe, ob das berühmte Bild Raphaels, die ‹Schule von Athen›, wie sie genannt wird, wirklich in den Mittelfiguren Platon und Aristoteles darstelle, oder ob es darstellt: Petrus und Paulus. Für das eine wie für das andere sprechen gewichtige Gründe; das eine wie das andere wurden vertreten: so daß an einem der hervorragendsten Bilder nicht zu unterscheiden ist, ob man es mit griechischen oder christlichen Gestalten zu tun hat! . . . In dem Platon, den manche sehen wollen in dem Bilde, . . . sehen wir den Greis, der hinaufhebt die Hand ins himmlische Reich, – neben ihm stehend Aristoteles mit seiner begrifflichen Welt, um den Geist in der Materie zu suchen. Ebenso gut kann man in dem Hinaufweisenden den Petrus, in dem Hinunterweisenden den Paulus sehen. Aber immer ist während dieser Renaissance die Sache auf zwei Personen verteilt.» Rudolf Steiner eröffnet hier wieder die Möglichkeit, Platon und Aristoteles in den Mittelfiguren zu sehen. – In den vielen Besprechungen der Mittelfiguren dieses Bildes bis in das 19. Jahrhundert hinein und bei ihren Namensgebungen, erscheint die Benennung mit Petrus und Paulus nur einmal als sehr seltene Ausnahme (im ‹Microcosmo› von Scanelli, 2. Buch, Kapitel 4). Eine kunstgeschichtliche oder geistesgeschichtliche Fragestellung Platon–Aristoteles gegenüber Petrus–Paulus gab es nicht. Sie trägt auch darum einen Widersinn in sich, weil Petrus in einer griechischen Umgebung weder historisch noch geistig gedacht werden kann.

Nach zwei Monaten spricht Rudolf Steiner wieder über das Fresko. Es geschieht in Dornach aus Anlaß von Vorträgen über die Bildwerke der Kunst. Diese Vorträge mit Lichtbildern wurden 1916 und 1917 gehalten; sie konzentrieren sich auf die Bewußtseinswende der Menschheit um das Jahr 1413. Am 1. November 1916 kommt Rudolf Steiner auf die ‹Schule von Athen› zu sprechen. Dabei erfolgt eine offenlassende Rücknahme seiner früheren Darstellungen: «Es soll hier durchaus nicht – ich habe ja über dieses Bild schon gesprochen – etwa bestanden werden auf den Ansichten, die von mir darüber geäußert worden sind; aber Platon und Aristoteles sind die beiden Mittelfiguren ganz gewiß nicht.» Im Vortrag erfolgt danach eine seelisch-phänomenologische Schilderung der Gestalten und am Ende die Aufforderung, eine solche Phänomenologie anzuwenden: «Viel mehr sollte man auf die Verschiedenheit im Suchen nach dem, was die menschliche Vernunft erreichen kann, – viel mehr sollte man darauf Wert legen.» Die «menschliche Vernunft» bezieht sich hier auf den Bildtitel ‹Der Ursachen Erkenntnis›.

Am 5. Oktober 1917 sprach Rudolf Steiner in demselben Zusammenhang wieder über diese Fragestellung. Es war die letzte mündliche Ausführung über dieses Thema. Noch eimal wehrt er sich gegen die Platon-Benennung: «Man braucht nicht die unkünstlerische Torheit zu begehen und Plato in dieser Figur zu sehen.» Am Schluß dieses Vortrages wird Paulus wiederum in Verbindung gebracht mit den Mittelgestalten der ‹Schule von Athen›: der lehrende Apostel trüge in seiner Seele den Inhalt, der auf der gegenüberstehenden ‹Disputa› äußerlich sichtbar ist. Rudolf Steiner spricht dann aus: «Dann hat man ungefähr den Zusammenhang.» Im Verlaufe des Vortrages war er noch deutlicher als früher dazu übergegangen, das Bild phänomenologisch zu erfassen: «Da haben wir gruppiert alles, was weltliche Wissenschaft ist, aber weltliche Wissenschaft, sich hinauferhebend auch zum Begreifen des Göttlichen, zum verstandesmäßigen Begreifen des Göttlichen. Wenn man diese Gruppen analysiert, so findet man die sogenannten sieben freien

Künste: Grammatik, Rhetorik, Dialektik, Geometrie, Arithmetik, Astronomie, Musik. Dann sich gipfelnd bis zum Ausdruck können Sie finden, wie in dem, der die ganze weltliche Wissenschaft anwendet auf das Göttliche, und in demjenigen, der sie für das Menschenwort zum Ausdruck bringt – wie da lebt der Gegensatz des Schauenden und des Sprechenden; das geht aus dem Bilde selbst hervor.» Abschließend wehrt sich Rudolf Steiner noch einmal nachdrücklich gegen eine historische Festlegung der Gestalten; er betrachtet dies als unkünstlerisch.
Es entsteht eine Frage in bezug auf Rudolf Steiners Verhältnis zu Johann Wolfgang Goethe in Verbindung mit der Frage-Dramatik um die Darstellungen der beiden Mittelfiguren in Raphaels ‹Schule von Athen›. In seiner Farbenlehre hatte Goethe mit größter Selbstverständlichkeit das seelisch-geistige Wesen dieser beiden Gestalten als Platon und Aristoteles in Raphaels Darstellung erkannt und genau beschrieben. Diesem Fresko gegenüber hatte Goethe ein tiefgreifendes Erlebnis; er schreibt in Straßburg am 29. April 1770: «Die berühmte Schule von Athen ist darunter. Es läßt sich gar nichts darüber sagen; aber das weiß ich, daß ich von dem Augenblicke an, da ich sie zum ersten Mal sah, eine neue Epoque meiner Kenntnisse rechnen werde. Es ist ein Abgrund von Kunst, so ein Stück . . .!» In dem Augenmenschen und Phänomenologen Goethe entstand nicht die leiseste Frage oder ein Zweifel in bezug auf die geistige und phänomenologische Identität der beiden Mittelgestalten. Warum schloß sich Rudolf Steiner dieser Auffassung Goethes nicht an? Er erwähnt Goethe sehr oft; wo er konnte, griff er Goethes geistige Impulse auf. – Die Nichterwähnung hier, auch das Fehlen einer Korrektur an Goethes Darstellung, kann nur darauf zurückzuführen sein, daß Rudolf Steiner diese Aussagen Goethes nicht mehr im Bewußtsein hatte. Denn als Herausgeber der Naturwissenschaftlichen Schriften Goethes kannte er seine Farbenlehre. Warum waren diese Aussagen nicht mehr in Rudolf Steiners Bewußtsein? Bei der beginnenden Rücknahme seiner Aussagen spricht Rudolf Steiner über seine «Ansichten» in bezug auf die Mittelgestalten der ‹Schule von Athen›. Er hatte diese Ansichten nie als Forschungsergebnis oder geistige Tatsache hingestellt. Sie waren direkt von Herman Grimm impulsiert. Die Ansichten erhielten diese Stärke bei Rudolf Steiner, weil Herman Grimm intuitiv etwas Richtiges getroffen hatte. Es handelte sich um den Geist des Paulus und auch um seine Darstellung im Fresko. Die Intuition Grimms hinsichtlich der zentralen Aussage der Fresko war richtig, die dazugehörige konkrete Identifikation falsch. Dadurch entstand eine Verwirrung hinsichtlich der künstlerisch-imaginativen Sphäre. Rudolf Steiner erlebte die richtige Intuition, griff sie auf und stellte sie dar, bis sich zeigte, daß ihre äußere Bestätigung in Grimms Deutung zu Widersprüchlichkeiten führte. Er begann dann nach acht Jahren zurückzukehren zur umfassenden phänomenologischen Betrachtungsweise, die er im Vortrag zur Einweihung des Berliner Raumes eingeleitet hatte. Hier war noch keine Rede von Grimm oder Paulus. – Goethe hatte in seiner ausgewogenen Art zunächst nur einen Teilaspekt des Bildes beschrieben. Grimms Intuition betraf das ganze Bild. Dieser Impuls verdrängte daher die genaue seelisch-phänomenologische Beschreibung Goethes in Rudolf Steiners Seele. Dadurch aber geriet das äußere Verständnis des ganzen Bildes ins Schwanken.
Zu den schon beschriebenen Gefühlen Rudolf Steiners gegenüber der unkünstle-

rischen Verstandeshaltung der meisten Menschen den Fresken gegenüber, kam eine seelische Bewegung hinzu, die sehr viel tiefer ging. Sie ist einmal in den abschließenden Sätzen über dieses Thema kurz vor seinem Tode in seiner Selbstbiographie ‹Mein Lebensgang› enthalten und am Anfang dieses Buches zitiert. Diese Seelenbewegung weist auf Erlebnisinhalte, für die Rudolf Steiner dankbar ist, daß sie ihm erst im reifen Alter zuteil werden. Er erwähnt, wie diese, auch wenn nur kurz beschrieben, in einem Buch «von nicht geringem Umfange» dargestellt werden müßten. Es eröffnet sich für ihn ein weiter Schicksalshintergrund in der Begegnung mit Raphaels Fresken. Sie betrafen ihn persönlich. Dies erklärt seine starken Reaktionen im Anblick dieser Kunstwerke und der sie anschauenden Menschen; und auch die scharfen Aussagen. Er hatte Schwierigkeiten, gerade diese Darstellungen Raphaels ruhig und unbefangen anzuschauen; er schien direkt an ihrem Wesen beteiligt zu sein. Eine tiefe Bestätigung hierfür findet sich in seinen Notizbucheintragungen vom Jahre 1918 (R. Steiner: Über das Wesen der Farben, Stuttgart 1959):

«Bei Raphael wie in einem früheren Erdenleben

. . .

Raphael ist man nicht versucht zu beschreiben – die Gedanken stehen still.»

Als Rudolf Steiner kurz nach der Jahrhundertwende in der Theosophischen Gesellschaft seine Lehrtätigkeit aufgenommen hatte, wurde er im Herbst 1901 von Marie von Sivers (später: Marie Steiner) gefragt, ob es nicht notwendig sei, eine geistige Bewegung in Europa ins Leben zu rufen. Rudolf Steiners Antwort war: «Gewiß, notwendig ist es, eine geisteswissenschaftliche Bewegung ins Leben zu rufen; ich werde mich aber nur finden lassen für eine solche Bewegung, die an den abendländischen Okkultismus – und ausschließlich an diesen – anknüpft und diesen fortentwickelt» (11. 10. 1915). Diese Antwort bedeutete, daß die zu begründende geistige Bewegung an die Esoterik des abendländischen Christentums anknüpfen würde. In der entstehenden Anthroposophie enthüllte sich dann diese Esoterik in einem kosmischen Zusammenhang, in welchem die Christologie des Abendlandes in neuen, unerwartet großen Dimensionen erschien. Das kosmische Wesen des Christus vor seiner irdischen Erscheinung und als Wiedererscheinender im 20. Jahrhundert wurde anschaubar und konnte in der Erkenntnis erfaßt werden. Die tiefere Bedeutung der Frage Marie von Sivers' entsprach genau der Fragestellung, die in Raphaels Fresko ‹Schule von Athen› hineingeheimnist war. Das engelartige Wesen, das an der Stelle erscheint, wo der Evangelist Markus zu sehen wäre, stellt dem Evangelisten Lukas die Frage nach dem Sternenwesen des Christus. Diese Frage ist eingekleidet in die Umhüllungen kosmisch-künstlerischen Wesens, die in den Zeichen der Tabula Pythagoreica zusammengefaßt sind. Der Tafelinhalt führt zur anderen Bildseite, wo aus dem spirituellen Erleben und Erfassen der Astronomie die Logos-Mysterien des Weltenklanges und des Weltenwortes hervorgehen. Diese Inhalte lebten in den Tiefen der Seele Marie von Sivers. Als Antwort auf ihre Frage ging die Anthroposophie hervor als eine wissenschaftlich-christliche Kosmologie, als eine aus kosmischem Erleben erneuerte Kunst und als Erneuerung der christlichen Religion selber.

Die umfassenden Karma-Darstellungen in den letzten Jahren der Wirksamkeit

Rudolf Steiners, knüpften in der Methode direkt an die Bilddarstellungen Raphaels in den Fresken an. Goethe hatte die zentrale Bedeutung der Mittelfiguren in der ‹Schule von Athen› für das Geistesleben der Neuzeit erkannt: das Gleichgewicht zwischen Platon und Aristoteles. Was die beiden Philosophen in der Antike vertraten, ist inzwischen, durch das Aufgehen im Christentum, zu den in der Menschheit wirkenden Mächten des Platonismus und Aristotelismus geworden. Auf Raphaels Fresko sind diese im ‹Fortschreiten› auf den Betrachter zu. Und um die beiden Mittelgestalten sind Menschengruppen abgebildet, die zugleich Schicksalsgruppen sind. Auch in Rudolf Steiners Karma-Darstellungen steht die ins Kosmische erweiterte Bedeutung von Platonismus und Aristotelismus im Zentrum; daneben gliedern sich schicksalsmäßig die einzelnen Menschengruppen. – Das fortschreitende Wesen des Christentums schloß im Schicksal Rudolf Steiners an der Stelle an, wo im 16. Jahrhundert im Werk Raphaels die Frage nach dem kosmischen Wesen des Christentums an die Menschen gestellt worden war.

Literaturhinweise auf Ausführungen Rudolf Steiners

5. 5. 1909	Vortrag in Berlin zur Einweihung des Zweigraumes, Rudolf-Steiner-Gesamtausgabe (GA) 284/285.
2. 5. 1912	Vortrag in Berlin innerhalb der Vortragsreihe ‹Der irdische und der kosmische Mensch›, GA 133.
8. 5. 1912/ 16. 5. 1912	Vorträge in Köln und München innerhalb der Vortragsreihe ‹Erfahrungen des Übersinnlichen. Die Wege der Seele zu Christus›, GA 143.
13. 4. 1913	Vortrag zur Einweihung des Zweiges in Erfurt innerhalb der Vortragsreihe ‹Die Welt des Geistes und ihr Hereinragen in das physische Dasein›, GA 150.
27. 4. 1913	Fragebeantwortung nach einem Vortrag in Düsseldorf innerhalb der Vortragsreihe ‹Okkulte Untersuchungen über das Leben zwischen Tod und neuer Geburt›, GA 140.
11. 10. 1915	Vortrag in Dornach: ‹Die okkulte Bewegung im 19. Jahrhundert und ihre Beziehung zur Weltkultur›, GA 254.
16. 9. 1916	Vortrag in Dornach innerhalb der Vortragsreihe ‹Innere Entwicklungsimpulse der Menschheit›, GA 171.
1. 11. 1916/ 5. 10. 1917	Vorträge in Dornach innerhalb der Vortragsreihe ‹Kunstgeschichte als Abbild innerer geistiger Impulse›, GA 292.
Notizbücher:	Über das Wesen der Farben. Stuttgart 1959.
1925	‹Mein Lebensgang›, Kapitel 37, GA 28.

Benutzte Literatur

BIRT, Theodor: Charakterbilder Spätroms, Leipzig 1919.

BOCK, Emil: Betrachtungen zum Evangelium II (Manuskriptdruck der Christengemeinschaft).

BOCK, Emil: Caesaren und Apostel, Stuttgart 1949.

BOCK, Emil: Das Neue Testament, Stuttgart 1980.

BOCK, Emil: Kindheit und Jugend Jesu, Stuttgart 1949.

BOCK, Emil: Urgeschichte, Stuttgart 1934.

BONAVENTURA: Wanderweg zu Gott, Olten und Freiburg.

CHENU, M.-D.: Thomas von Aquin, Reinbek 1960.

DIEHLS, Hermann: Fragmente der Vorsokratiker, Hamburg 1957.

FELDKELLER, Paul: Raffaels Freske ‹Die Philosophie›, genannt ‹Die Schule von Athen›, Berlin 1957.

GIGON, Olof: Ursprung der griechischen Philosophie (1945), 1968.

GOBRY, Ivan: Franz von Assisi, Reinbek 1958.

GRIMM, Herman: Das Leben Raphaels, Berlin 1896.

HEILIGENLEGENDEN, Ulm 1858.

HIEBEL, Friedrich: Seneca, Stuttgart 1974.

KELBER, Wilhelm: Die Logoslehre, Stuttgart [2]1976.

KELBER, Wilhelm: Raphael von Urbino, Stuttgart 1964, [2]1979.

KOCH, Heinrich: Michelangelo, Reinbek 1966.

MARTIN, Gottfried: Sokrates, Reinbek 1967.

OVID: Metamorphosen, Zürich 1958.

PFROGNER, Hermann: Lebendige Tonwelt, München/Wien 1976.

ROSENBERG, Hans: Die Hymnen des Breviers, Freiburg 1923.

SEPPELT, Franz: Geschichte der Päpste, München 1959.

Bildnachweis: Die Farbtafeln sind nach Ektachromen des Archivio Fotografico, Monumenti Musei e Gallerie Pontificie/Vatikan hergestellt, die Abbildung S. 70/71 nach einer photographischen Vorlage der Bibliothek Ambrosiana/Mailand.

Zur Kunstgeschichte

Die zwei Jesusknaben in der bildenden Kunst

Von HELLA KRAUSE-ZIMMER.

2. völlig neubearbeitete und wesentlich erweiterte Auflage. 304 Seiten Text, 122 Abbildungen auf Kunstdrucktafeln, Leinen.

Die bekannten zahlreichen Unstimmigkeiten zwischen Lukas- und Matthäus-Evangelium lösen sich, sobald man zwei verschiedene Geburtsgeschichten vorstellt und nicht die Geburt ein und desselben Kindes. Schon 1909–1911 wies Rudolf Steiner in seinen Vortragszyklen auf die Doppelheit der Jesusknaben hin. Die Qumramtexte bestätigen diese erstaunliche Tatsache, indem sie mit aller Deutlichkeit eine doppelte Messias-Erwartung bezeugen: die auf einen priesterlichen und einen königlichen Messias. – Die Autorin hat innerhalb der alten Malerei eine Fülle von Bildern zu diesem Thema entdeckt und legt sie in genauen und den Betrachter in die Kompositionsgeheimnisse einführenden Bildbeschreibungen vor.

Erdenkind und Weltenlicht

Spirituelle Motive in Weihnachtsdarstellungen. Von HELLA KRAUSE-ZIMMER.

107 Seiten mit zahlreichen z. T. farbigen Abbildungen, gebunden.

Kreuz und Auferstehung

Mysterienspuren in Passions- und Osterbildern. Von HELLA KRAUSE-ZIMMER.

149 Seiten mit 12 farbigen und zahlreichen schwarz-weißen Abbildungen, gebunden.

Stabkirchen in Norwegen

Drachenmythos und Christentum in der altnorwegischen Baukunst.

Von DAN LINDHOLM. Mit Fotos von Walther Roggenkamp.

2. Auflage, 214 Seiten mit 110 Abbildungen auf Tafeln und zahlreichen Zeichnungen.

Gavr'inis

Bretonische Felsbilder aus alteuropäischer Mysterienwelt. Von ALBRECHT MEYER.

224 Seiten mit 145 Zeichnungen, 60 Seiten Kunstdruck mit z. T. farbigen Aufnahmen von Erich Lessing u. a.

Sonne und Kreuz

Irland zwischen Megalithkultur und frühem Christentum. Von JAKOB STREIT.

208 Seiten mit 40 Abbildungen und 60 Zeichnungen, Leinen.

Die Etrusker

Mythos und Geschichte im Zentrum des Mittelmeerraumes. Von RENATO APRILE.

209 Seiten mit zahlreichen teils farbigen Abbildungen und Zeichnungen, Leinen.

VERLAG FREIES GEISTESLEBEN